DE L'IVROGNERIE

ET DES

MOYENS DE LA COMBATTRE

PAR

Le Dr Paul BURILL

PARIS
ADRIEN DELAHAYE, LIBRAIRE-ÉDITEUR
PLACE DE L'ÉCOLE-DE-MÉDECINE

1872

DE L'IVROGNERIE

ET DES

Moyens de la combattre.

Paris. A. Parent, imprimeur de la Faculté de Médecine, rue M.-le-Prince, 31.

DE

L'IVROGNERIE

ET DES

MOYENS DE LA COMBATTRE

PAR

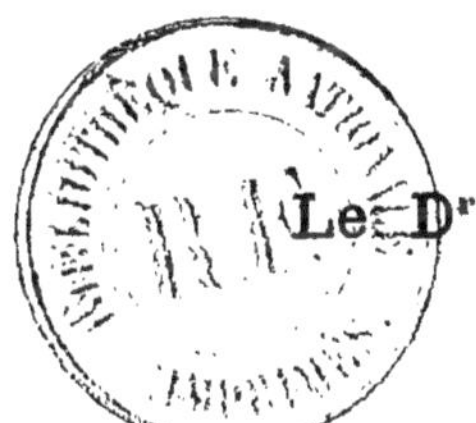

Le Dr Paul BURILL

PARIS

ADRIEN DELAHAYE, LIBRAIRE-ÉDITEUR

PLACE DE L'ÉCOLE-DE-MÉDECINE

1872

DE L'IVROGNERIE

ET DES MOYENS DE LA COMBATTRE

> Il n'appartient qu'à celui qui a pratiqué la médecine d'écrire de la métaphysique. Lui seul a vu les phénomènes ; la machine tranquille ou furieuse, faible ou vigoureuse, saine ou brisée, délirante ou réglée, imbécile, éclairée, stupide, bruyante, muette, léthargique, vivante ou morte.
>
> DIDEROT.

INTRODUCTION

Une des questions sociales les plus à l'ordre du jour, est, sans contredit celle de l'ivrognerie. Il n'est peut-être pas de pays, où l'on ne s'occupe en ce moment d'arrêter la marche envahissante de cette cause puissante de dégradation. Notre pays ne pouvait pas rester en arrière, il s'en est ému à juste titre, et, dans la séance du 23 avril 1872, l'Assemblée nationale a discuté une loi contre l'ivresse.

Je dois dire qu'une chose m'a surpris, c'est de voir procéder immédiatement à la discussion du remède à opposer à ce fléau social, avant d'avoir scrupuleusement étudié sa génèse et son étiologie, à savoir : comment on devient ivrogne, et pourquoi on le devient.

En médecine on procède ainsi, de la cause aux effets, avant de s'occuper du traitement. Est-ce un tort? L'expérience ne le prouve pas du moins, et si, appelé près d'un malade, je me contentais de remettre une ordonnance à son concierge, sans me donner la peine de monter dans sa chambre, je doute fort qu'il suivît ma prescription, et qu'il eût une haute opinion de ma manière d'agir. Molière, s'il vivait, en ferait une pièce charmante, mais le patient enverrait quérir un autre médecin.

Dès lors, ma curiosité s'est piquée, j'ai voulu étudier l'exposé de ce conflit d'opinions diverses. Poussant plus loin la question, j'ai cherché à combler cette lacune dans l'étude de ce vice ignoble qui a fait le désespoir des législateurs de toutes les époques, et à me rendre compte de leur impuissance.

Sans nul doute, la discussion m'entraînera à des considérations qui de prime abord pourront paraître étrangères à la médecine, et j'entends déjà plusieurs personnes dire : Mais ce n'est pas un travail médical ! C'est de l'économie politique ! etc.

L'hygiène n'est-elle pas du domaine de la médecine? La loi n'est-elle pas obligée de s'éclairer près des médecins sur toutes les questions qui intéressent de près ou de loin la société, et en est-il une qui, plus que l'ivrognerie, soit du ressort de la science? Il faudrait donc, pour ne pas sortir de son rôle, élucubrer gravement une formule d'autant meilleure, qu'elle serait plus longue et plus complexe, l'émailler non moins gravement de citations latines, et compléter ce monument par une signature illisible !

Certes, je serais bien heureux s'il m'était possible d'indiquer un spécifique contre un tel poison, mais les gloires de la thérapeutique sont elles-mêmes enchaînées.

Est-ce à dire qu'il n'y a rien à faire? Non certainement. L'hygiène apporte à l'art de guérir son contingent de ressources, et il n'est pas de maladie où elle ne trouve son indication, soit seule, soit par le concours qu'elle prête aux médicaments, tantôt en se subordonnant à eux, tantôt au contraire en les tenant sous sa dépendance.

Les conditions d'existence de chacun constituent un des points les plus intéressants des études médicales, et le médecin me semble parfaitement autorisé à fournir aux législateurs et aux moralistes les données qu'il a déduites de ses connaissances. En contact journalier avec l'intérieur des familles, habitué à recevoir les confidences du malheur et souvent à les deviner, personne plus que lui n'a le droit de faire ressortir les besoins de la société, ses misères et ses turpitudes, souvent même il doit s'en faire un devoir.

Etude de l'ivresse et de ses différentes manifestations ; causes de l'ivrognerie ; des pénalités contre l'ivresse ; moyens divers propres à supprimer ou du moins à diminuer l'ivrognerie : telle sera la division de ce travail, qui n'a d'autre prétention que celle d'avoir essayé de mettre en relief quelques-unes des principales causes d'une plaie sociale aussi invétérée, et d'avoir présenté, pour y remédier, ce que j'ai trouvé de meilleur, soit dans mes lectures, soit dans mon initiative personnelle.

Je manquerais cependant à un devoir, si je n'exprimais pas à M. le docteur Blachez, toute ma gratitude pour la bienveillance qu'il m'a montrée pendant mon séjour dans son service à l'hôpital, et le gracieux empressement avec lequel il a bien voulu mettre à ma disposition et sa bibliothèque et ses lumières.

J'ai peut-être choisi un sujet au-dessus de mes forces, mais je crois du moins faire acte de patriotisme en apportant mon petit bagage de connaissance pour tâcher de dompter cette hydre nouvelle qui s'appelle l'alcool et j'ose espérer qu'il m'en sera tenu compte.

Si desint vires, tamen est laudanda voluntas!

CHAPITRE I

DE L'IVRESSE

Différentes manifestations de l'ivresse. — Conditions qui influent sur le développement de l'ivresse. — Etats pathologiques et empoisonnements simulant l'ivresse. — Traitement de l'ivresse.

BERTRAM.
Boire ! boire ! c'est très-bien ! c'est très-bien !
Cela peut te conduire à tout.
(SCRIBE, *Robert-le-Diable*, acte III.)

L'ivresse, dit M. Damiron, est une folie artificielle qu'on se donne pour un moment; une fois qu'elle est venue et que son effet est entier, il n'y a plus de libre arbitre.

M'appuyant sur les belles expériences du docteur Magnan, je crois pouvoir envisager l'ivresse comme un véritable empoisonnement par l'alcool, et cette manière de voir me permet de comprendre la complexité de ces ivresses où le principe toxique se trouve associé à d'autres agents qui en atténuent les effets, ou qui ajoutent, à l'influence de ce néfaste produit, leur influence plus néfaste encore s'il est possible.

Les manifestations de l'ivresse peuvent être comprises dans les trois stades suivants : suractivité fonctionnelle, perversion, abolition des fonctions cérébrales. Cette division est admise par presque tous les auteurs, et nous la conserverons ; elle comprend, en effet, sous ces trois chefs, toutes les périodes possibles de l'état ébrieux.

1° *Suractivité fonctionnelle.* — L'ivresse suit de près l'absorption de l'alcool ; quelques minutes séparent le moment où l'on boit, de l'invasion des premiers phénomènes, surtout chez les sujets qui n'ont pas l'habitude des spiritueux.

Sous l'influence d'une petite quantité d'alcool, l'organisme n'est que faiblement ébranlé. Le visage s'injecte et rougit, l'œil devient brillant, la circulation s'accélère, la chaleur périphérique et la transpiration augmentent la soif, avec des efforts fréquents d'uriner accompagnés de soulagement, vient s'ajouter à un pouls plein et fort. Les forces semblent augmenter et tout l'individu éprouve le sentiment de bien-être et d'agréable vertige qui se lie à une exubérance de vie. L'estomac semble excité et digère plus facilement.

Les facultés intellectuelles marchent de front avec cette activité soudaine de tout le corps. On observe la gaieté, l'absence de soucis ; la pensée devient plus rapide et plus féconde, l'intelligence semble prendre son essor ; tel résout des problèmes qu'il avait en vain cherchés, tel autre voit son pinceau créer des chefs-d'œuvre.

Hoffman ne trouvait les inspirations de son imagination fantastique que sous l'influence de l'excitation cérébrale occasionnée par la bière.

Denys d'Halicarnasse rapporte qu'Alcée, poëte

lesbien, ne composait ses œuvres remarquables qu'excité par la boisson.

M. le docteur Despine cite un jeune homme qui ne travaillait avec facilité qu'après avoir pris deux petits verres de cognac. Sous l'influence de ce liquide, il faisait en peu de temps, une correspondance commerciale en français, en anglais et en allemand. Et j'ai connu personnellement un écrivain fort goûté, dont les œuvres se sont écloses dans une atmosphère d'alcool.

Je ne veux pas ici me faire l'apôtre de l'alcoolisme, ainsi qu'on pourrait le croire en lisant les lignes qui précèdent. Malheureusement beaucoup de gens ne voient que ce côté séduisant de l'alcool, sans se douter qu'ils côtoient un abîme, car la traîtresse accoutumance engage à augmenter graduellement la dose du breuvage, afin de maintenir l'impression gustative au même degré. Il n'est pas nécessaire qu'ils s'enivrent. L'ivresse et l'alcoolisme sont, il est vrai, les deux termes de l'empoisonnement par l'alcool, mais ils sont indépendants l'un de l'autre, et l'on arrive à l'alcoolisme sans passer fatalement par l'ivresse.

Dans le premier degré de l'ivresse, les sentiments les plus fréquemment manifestés, sont : les sentiments affectueux, la gaieté, la générosité, l'ambition, la confiance ; on voit tout en rose, et le plus égoïste pourrait être capable d'un sacrifice à ce moment-là. Qu'une nouvelle dose d'alcool survienne, et nous allons voir ce riant tableau disparaître pour faire place au conflit des passions de toute sorte.

2° *Perversion.* — Un sentiment de vertige se déclare et s'accroît, l'intelligence s'alourdit et n'est plus maîtresse d'elle-même ; elle semble se couvrir d'un nuage. Aux inspirations d'un esprit stimulé, succède un inepte bavardage, traduction de l'incohérence des idées ; la mémoire s'éteint, et la raison achève de se perdre, pour faire place à un véritable délire ; la faculté de lier les idées n'existe plus.

Le visage trahit ce trouble des facultés, l'œil devient hagard et hébété, la perception devient obtuse ; l'ivrogne ne distingue plus les objets qu'à travers un brouillard et n'apprécie plus leur nombre et leur distance ; les paupières s'appesantissent et se ferment à demi. Tintements, bourdonnements d'oreilles, quelquefois illusions de l'odorat et du goût, tels sont les signes de la perversion des nerfs de sensibilité spéciale.

A mesure que la volonté s'efface, les fonctions animales s'isolent, elles se perdent dans des efforts sans unité, sans règle, sans but, et par conséquent pénibles à accomplir, et entraînent rapidement la faiblesse et l'affaissement de la vie animale.

Souvent, au lieu de stupéfier, l'alcool devient un agent de perversion morale et d'excitation générale, et, si l'on étudie le martyrologe conjugal dans la *Gazette des Tribunaux*, on est convaincu de ces faits. Alors la réflexion s'efface pour faire place à une spontanéité déréglée et capricieuse, alors l'ivrogne se livre aux actes les plus extravagants, souvent même à des violences inouïes ou à des crimes sans nom dont il ne conservera plus tard aucun souvenir. Tout ce que l'imagination peut rêver de plus fantasque et de plus ignoble s'accomplit dans ces moments-là ! Amour-propre, pudeur, dignité, tout disparaît ; la famille n'existe plus, l'instinct même s'efface, ce ne sont plus que ténèbres et tempête.

Ce délire d'action est quelquefois provoqué à cette période de l'ivresse, par des illusions sensorielles et même de véritables hallucinations. « L'ivresse, dit Brierre de Boismont, peut provoquer tout à coup, soit l'idée de suicide chez un homme qui n'y était nullement enclin, soit la monomanie du vol et du crime, ou l'exaltation furieuse des désirs sexuels. X... ne peut boire sans voler. Un autre quitte ses vêtements, et poursuit femmes et hommes, avec toutes sortes d'excentricités. »

Une femme, citée par Toll, éprouvait, dès qu'elle avait bu, un désir irrésistible de mettre le feu à quelque maison.

Certes, l'individualité joue un grand rôle dans la forme de l'ivresse, et, si l'espace le permettait, nous essayerions d'esquisser le rapport de causalité qui existe entre elles ; car nous sommes convaincus que l'ivresse pourra dépendre soit du caractère, soit des objets ou récits qui auront vivement impressionné l'ivrogne dans la journée, soit encore de souvenirs agréables ou pénibles. Toujours est-il que tout le monde sait que l'ivresse est gaie chez les uns, triste chez les autres, violente pour celui-ci, tendre pour celui-là.

Si nous étudions le second degré de l'ivresse au point de vue de son influence sur l'organisme considéré dans ses fonctions physiologiques, voici ce que nous observons :

Excitation de l'appareil cardio-pulmonaire, le cœur bat plus énergiquement et plus vite, le pouls devient superficiel, ample et sûr; la température s'élève à la superficie, il y a une sorte d'expansion sanguine. Les veines se dessinent et deviennent visibles, surtout aux mains et aux poignets.

Tous les muscles lisses ou striés sont énervés par l'alcool qui pousse toutes les forces nerveuses vers les facultés animales ; de là un épuisement, et par suite une défaillance caractéristique dans la locomotion. Défaut d'équilibre, défaut de coordination des mouvements, la langue s'embarrasse, les sphincters se relâchent, il y a paralysie du pharynx, de l'œsophage et sans doute de l'estomac, puisque l'ivrogne semble verser le liquide dans un entonnoir. Puis il arrive un moment où la station devient impossible, et, après plusieurs chutes, l'ivrogne finit par rester à terre sans pouvoir se relever.

Le grand sympathique s'épuise aussi, d'où dilatation des vaisseaux, battements des artères du cou, contraction des pupilles, somnolence, sommeil : tout cela indique un raptus congestif vers le cerveau.

L'énervation s'étend aussi aux organes génitaux dans la plupart des cas ; phénomène bien heureux si l'on songe aux enfants que l'on peut procréer dans cet état.

Les vomissements, quand ils surviennent, sont des plus favorables, car ils tendent à éliminer le poison qui n'aurait pas encore été absorbé. Ils tiennent à une excitation du bulbe.

L'urée diminue dans l'urine, ce qui démontre l'arrêt de nutrition de l'organisme. L'activité vitale commune s'abaisse ; tous les échanges nutritifs sont diminués. Toute l'activité ganglionnaire dépérit, ne trouvant plus dans la vie nutritive affaiblie, l'excitation suffisante à son libre fonctionnement.

Dans l'ivresse, à mesure qu'elle se prononce, nous voyons disparaître successivement toutes les forces agissantes, sous l'exagération fonctionnelle d'un seul appareil, l'appareil sanguin.

L'action de l'alcool sur les centres nerveux et le cerveau en particulier, me paraît complexe. D'une part, j'y trouve une influence directement toxique sur la cellule nerveuse, et d'autre part cette cellule, déjà fâcheusement impressionnée, reçoit pour la nourrir un sang vicié, qui la rend encore plus attaquable par l'alcool, véritable cercle vicieux d'où elle ne peut sortir. Il résulte, en effet, des expériences de Magnus Huss, de Lallemand, Perrin, Duroy, que l'on voit, pendant la vie et après la mort, dans le sang d'un homme ou d'un animal ivre, une foule de points brillants qui ne sont autre chose que des globules de graisse : donc l'alcool altère le sang.

Il est facile de constater la présence de l'alcool dans la substance nerveuse, lors même que l'on n'opère que longtemps après la mort ; et ceci a bien son importance en médecine légale, dans le cas où des blessures graves pourraient donner lieu à quelques doutes.

La distillation donne des produits qui, traités par la liqueur d'épreuve de Luton : bichromate de potasse, 1, acide sulfurique, 30, donnent une magnifique couleur vert émeraude.

Le deuxième degré de l'ivresse se signale aussi

par la perte de sensibilité, et l'on a vu des individus se mutiler eux-mêmes sans accuser aucune douleur.

Il est une forme de l'ivresse que Percy appelle convulsive et que l'on a voulu attribuer à l'action des boissons distillées.

Cette forme se caractérise par une agitation excessive, une fureur désordonnée, un véritable accès de rage avec convulsions affreuses ; hagard, menaçant, l'homme ivre se jette alors sur tout ce qui l'entoure, frappe, brise, déchire, vocifère, se roule à terre en hurlant; son corps se recourbe sur lui-même, ses membres exécutent de grands mouvements, se tordent de cent façons avec une force extraordinaire, ou sont pris de roideur tétanique. La conscience est abolie, la sensibilité diminuée ou éteinte, la face est pâle, et la pupille immobile. Chose singulière, cet état, si alarmant en apparence, se juge presque toujours en quelques heures d'une façon favorable. Le danger le plus réel consiste dans les blessures graves que se font souvent les malades au milieu de leur accès:

Ce genre d'ivresse me paraît surtout appartenir à la liqueur d'absinthe. Cette description n'est-elle pas celle d'une attaque d'épilepsie? Or, M. le docteur Magnan a parfaitement prouvé l'influence de l'absinthe sur l'épilepsie, et l'académie des sciences, dans sa séance du 31 juillet 1871, a pleinement adopté ses conclusions.

3° *Abolition des fonctions.* — Le dernier degré de l'ivresse est une sorte d'apoplexie comateuse d'où rien ne peut tirer le malade. L'intelligence, la motilité, la sensibilité, sont à la fois suspendues, la pupille se dilate, la température s'abaisse et quelquefois d'une façon surprenante. M. Magnan cite une femme qui lui fut apportée après avoir passé la nuit, il est vrai, sous une pluie glaciale et torrentielle, et dont la température prise avec soin, donnait 26° à l'aisselle et dans le vagin.

Dans cette période, les bras et les jambes sont quelquefois animés de petits mouvements convulsifs lents, ressemblant à une sorte de reptation dans tous les sens. D'autres fois, la résolution des membres est complète, et elle commence toujours par les membres inférieurs. Cette résolution musculaire complète a pu favoriser certaines pratiques chirurgicales pour la réduction d'anciennes luxations.

Les opérations les plus douloureuses ont pu être pratiquées dans cet état à l'insu des patients. Un homme trouvé ivre mort sur la voie publique fut amputé de la cuisse par Blandin, et n'eut aucun sentiment de l'opération.

Une femme, citée par Deneux, accoucha naturellement en état d'ivresse, et sans en avoir conscience.

Cela n'est pas étonnant, si l'on consulte les expériences de Lallemand et de Perrin : « Mettant à nu, disent-ils, la moelle épinière et les nerfs chez un animal en état d'ivresse, on peut s'assurer en irritant, en piquant, en broyant le tissu nerveux, que l'alcool, tant qu'il séjourne en quantité suffisante, abolit la sensibilité et la motricité des nerfs, et les propriétés excito-motrices de la moelle en commençant par la queue de cheval, pour aboutir, au moment de la mort, à la moelle allongée.

De toutes les fonctions, celles qui résistent le plus longtemps sont celles de la respiration et de la circulation, parce qu'elles sont sous la dépendance de la protubérance annulaire, et que cette partie du système nerveux est la dernière atteinte par les agents alcooliques.

La respiration d'abord accélérée se ralentit, puis disparaît. L'activité du cœur diminue, et enfin il s'arrête à son tour: c'est l'*ultimun moriens*.

Le plus souvent l'ivresse se juge par un sommeil profond, pendant lequel se manifeste une transpiration abondante.

Ce sommeil dure habituellement plusieurs heures dans les cas légers; il se prolonge parfois dans les cas graves jusqu'à 16, 24 et même 48 heures. Au réveil, si l'ivresse a été peu intense, le malade est guéri. Si elle a été plus forte, il persiste, le lendemain et les jours suivants, un certain malaise, lourdeur de tête, courbature, accélération légère du pouls, *crapularis febricula*, anorexie avec pesanteur épigastrique, langue saburrale, bouche pâteuse, soif, rapports nidoreux, vomituritions, parfois aussi, diarrhée bilieuse: tous symptômes qui paraissent résulter d'une certaine irritation du système digestif. Ce malaise se prolonge parfois un certain temps sous forme d'un embarras gastrique et peut quelquefois s'accompagner d'ictère.

La face est pâle et bouffie, les paupières tuméfiées, les yeux injectés et ternes. La tête semble vide, les idées se coordonnent mal, le travail est impossible, l'intelligence sommeille et semble avoir abandonné la machine: triste revers de la médaille, hier c'était d'abord une énergie admirable des conceptions, aujourd'hui le joug pesant de la stupeur ébrieuse a remplacé l'essor de l'esprit, l'enthousiasme et le génie.

La mort peut aussi être le résultat de l'ivresse. Elle peut être subite, surtout après un excès isolé, chez ceux qui n'ont pas l'habitude de boire.

Elle semble être favorisée par une impression soudaine d'un froid rigoureux, et il n'est pas sans intérêt, de consulter à cet égard, pour expliquer ce phénomène, les expériences de C. Bernard, qui a démontré, que l'alcool pur diminue ou arrête brusquement les sécrétions, tandis que, dilué, il les excite. C'est à ce dernier état que l'alcool s'absorbe d'ordinaire, et l'augmentation des sécrétions est une circonstance favorable à l'élimination du poison. On comprend dès lors l'influence funeste d'un froid vif venant suspendre tout d'un coup les sécrétions.

Une émotion vive, une colère, une rixe, peuvent produire le même effet.

Si l'on pratique l'autopsie d'un homme mort en état d'ivresse, on verra, d'après M. Magnan, que la substance grise, soit dans la couche corticale, soit dans les centres, prend une teinte *chair de jambon* assez remarquable.

La muqueuse stomacale, présente une vive injection assez souvent, de petites taches ecchymotiques et quelquefois des hémorrhagies, soit au-dessous de la muqueuse, soit dans son épaisseur, soit à la surface, et l'on trouve alors de petites ulcérations recouvertes de caillots noirâtres.

Les intestins présentent une injection variable qui s'arrête en général dans les premières portions de l'intestin grêle. Il n'est pas rare de trouver dans les poumons, des portions rougeâtres, congestionnées, quelquefois avec points apoplectiques ; mais ces lésions sont toujours disséminées.

Le foie et les reins sont injectés, mais il est très-rare qu'ils soient le siége d'hémorrhagies.

Je dois aussi mentionner la gravité toute particulière que peuvent avoir les blessures reçues en état d'ivresse. En effet, la nutrition se faisant d'une façon très-incomplète, la force vitale ne trouve plus l'activité nécessaire pour réagir contre telle ou telle atteinte. M. le professeur Verneuil a parfaitement démontré cette fâcheuse influence de l'alcool ; et de plus, il arrive qu'à l'occasion d'une blessure tout à fait légère l'on verra se développer des accidents soit locaux : érysipèle, phlegmon, etc., soit généraux et parmi ceux-ci, toutes les affections dépendant de l'alcoolisme. Aussi, j'ai la conviction que telle blessure, mortelle immédiatement ou dans la suite, pour un homme ivre ou adonné à la boisson, est loin d'avoir cette gravité dans l'état ordinaire, et cette question intéresse au plus haut point le médecin légiste si l'on songe que, lorsqu'un ivrogne aura succombé dans une rixe, l'auteur du coup ou de la blessure ne devra pas toujours être responsable de ses funestes effets.

Il peut aussi se développer, avec la crise aiguë de l'ivresse, des congestions viscérales, des broncho-pneumonies, des gastrites ulcéreuses avec retentissement vers le foie. Cependant ces complications sont rares.

CONDITIONS QUI INFLUENT SUR LE DÉVELOPPEMENT DE L'IVRESSE

Les liquides riches en alcool et ne contenant que peu de principes étrangers sont facilement et rapidement absorbés.

La présence des sels retarde cette absorption, il en est de même des acides, du tannin, des principes muqueux et mucilagineux, des huiles grasses, des matières sucrées, et, selon M. Bouchardat, c'est pour ce motif, qu'à dose égale les eaux-de-vie produisent des effets plus rapides que les liqueurs sucrées et que les vins. Pour ce professeur, les différences d'action et de danger des diverses sortes de vins, dépendent beaucoup, de la plus ou moins grande quantité de sels ou d'acides qu'ils contiennent, ces derniers modérant la rapidité de l'absorption de l'alcool, et remplissant réellement le rôle d'agents tempérants.

La réplétion antérieure ou simultanée de l'estomac par des aliments solides, diminue ou ralentit aussi l'entrée des alcooliques, et chacun sait que l'ivresse survient très-facilement à jeun.

Le mélange d'aliments et de liquides gras agit dans le même sens, et les Anglais le savent si bien, que lorsqu'ils veulent boire beaucoup à un repas, ils prennent d'abord, un potage très-gras, ou même un demi-verre d'huile.

L'habitude de boire, où même une résistance idiosyncrasique, permet encore à quelques individus d'absorber impunément des doses énormes de liquides spiritueux. Cependant, les individus qui s'enivrent facilement, et sont malades après chaque excès, sont moins sujets aux manifestations morbides alcooliques, que ceux qui supportent sans accidents immédiats de grandes quantités de vin ou d'eaux-de-vie. Ces derniers succombent inopinément au délire, ou passent très-rapidement à la cirrhose, à la paralysie générale.

L'état de grossesse a paru conférer parfois une puissance réfractaire à l'alcool, et, d'un autre côté, il est des conditions morbides qui établissent une singulière tolérance. Pidoux cite un malade affecté de polydipsie, qui absorba chaque jour, un litre d'eau-de-vie pendant une semaine sans en éprouver le moindre malaise, sans même que cette dose énorme le mît en gaieté.

Une fille hystérique put consommer quotidiennement un litre d'eau-de-vie, et même au delà plusieurs mois de suite, sans éprouver aucun des phénomènes de l'ivresse (Morel.)

D'autre part, le mélange de boissons fermentées et de boissons spiritueuses, de même que celui de crus différents, et de diverses couleurs, favorise singulièrement l'apparition rapide de l'ivresse. Les glaces que l'on sert comme entremêts semblent prévenir cet accident, de même que le café.

L'animation de l'esprit, une vive conversation, la fumée du tabac, les exercices violents, sont de puissants adjuvants de l'ébriété.

Parmi toutes les influences accessoires qui peuvent provoquer rapidement l'ivresse, aucune n'a une aussi puissante action que le froid. Un homme, qui, au sortir de table, n'est que légèrement ému, peut, en s'exposant à une températeture relativement basse, tomber sans connaissance, ou bien présenter une ivresse convulsive ou furieuse.

Il est à supposer, comme je l'ai déjà dit, que la suppression brusque de la perspiration d'alcool par les poumons et par la peau, est la cause déterminante de ce changement. C'est pour cette raison, que les religieux du Mont-Saint-Bernard ne donnent que du café à boire aux voyageurs.

ÉTATS PATHOLOGIQUES ET EMPOISONNEMENTS SIMULANT L'IVRESSE

La congestion cérébrale, l'hémorrhagie cérébrale, l'asphyxie et en général toutes les maladies qui entraînent une perte subite de connaissance, peuvent facilement être confondues avec l'ivresse. Il en est de même de certains empoisonnements par la belladone, l'opium, la jusquiame, le datura stramonium, l'ergot, le tabac, certains champignons, etc.

Des personnes ayant mangé des baies de belladone, ressemblaient à s'y méprendre à des gens ivres. Les femmes de l'Inde, font prendre à leurs maris des breuvages composés avec le datura, non pour exciter leurs désirs, mais pour tromper leur vigilance quand elles ont troublé leur raison.

Nos annales judiciaires ont retenti d'un procès fameux, intenté contre une compagnie de voleurs connus sous le nom d'endormeurs. Ils mêlaient à du tabac, de la poudre de semences de stramoine, puis dans les lieux publics, ils se plaçaient a côté des gens auxquels ils offraient fréquemment des prises. Dès qu'ils les voyaient étourdis et délirants, ils les dépouillaient sans obstacle.

La poudre de belladone était depuis longtemps employée par les voleurs dans le même but.

Le tabac et l'opium produisent aussi unè sorte d'ivresse recherchée par les Chinois.

C'est par le haschich, que le Vieux de la Montagne, enivrait les hommes dont il voulait faire les instruments de son ambition ou de son fanatisme.

Wepfer raconte que l'on servit aux Bénédictins du couvent de Rinhow de la salade que l'on croyait ètre de la salade de chicorée. Or, c'était de la jusquiame. Après le repas, les moines s'allèrent coucher. Peu après les symptômes de l'empoisonnement commencèrent à se manifester. A minuit, heure de matines, un moine était tout à fait fou; on crut qu'il allait mourir, on lui donna le viatique. Parmi les autres qui étaient allés au chœur, les uns ne pouvaient ni lire, ni ouvrir les yeux, les autres mêlaient à leurs prières des paroles désordonnées, les autres croyaient voir des fourmis courir sur leurs livres. Le matin, le frère tailleur ne pouvait enfiler son aiguille, il en voyait la pointe triple. Tous guérirent.

Dans les étés froids et humides, les épis de seigle contiennent beaucoup d'ergot; le pain aussi par conséquent; il y a donc une véritable épidémie d'ergotisme. Le symptôme le plus commun qui se manifeste chez ceux qui mangent du pain de seigle ergoté, c'est un enivrement auquel se complaisent ceux qui l'éprouvent. Cet enivrement, tout à fait semblable à celui que procurent les boissons alcooliques, s'accompagne de gaieté et n'est suivi d'aucun de ces symptômes de dégoût et de malaise qui surviennent après l'ingestion d'une grande quantité de boissons.

Pour établir le diagnostic de l'ivresse, de ces différents états morbides, on doit consulter les commémoratifs, la production rapide des accidents, leur mode de succession, et surtout l'odeur alcoolique de l'expiration pulmonaire ; mais il ne faut pas oublier, que les gens du peuple ont l'habitude de faire boire du vin ou de l'eau-de-vie aux individus frappés de perte subite de connaissance, ce qui rend quelquequefois le diagnostic excessivement difficile.

TRAITEMENT DE L'IVRESSE

Ainsi que l'a si bien fait observer M. Magnan, trois indications se présentent : 1° Protéger le malade ; 2° faciliter l'élimination du poison ; 3° relever les forces. Nous en ajouterons un quatrième : Ranimer l'action éteinte du système nerveux, et prévenir les congestions cérébrale et pulmonaire.

L'ivresse légère n'a besoin que de sommeil. Le café et l'ammoniaque cependant, à la dose de quelques gouttes, réveillent le système nerveux, et opposent à l'action stupéfiante de l'alcool leur influence excitatrice. Les boissons acidules sont aussi utiles.

Mais c'est surtout dans l'ivresse grave que les quatre indications que nous avons signalées trouvent leur place, et que le malade réclame des soins empressés et sérieux.

1° *Protéger le malade.* Si l'ivrogne est dans un état d'agitation extrême, le maillot de M. Magnan me paraît avoir une supériorité incontestable sur la camisole de force. A son défaut on tâchera de mettre le malade dans l'impossibilité de se nuire à lui-même et aux autres, tout en ayant soin de ne pas gêner ses mouvements respiratoires.

2° *Faciliter l'élimination du poison.* On inondera l'homme ivre de boissons aqueuses légèrement diurétiques ou sudorifiques, on favorisera la transpiration. On provoquera le vomissement s'il est possible, sinon, la sonde œsophagienne et la pompe gastrique trouveraient parfaitement ici leur emploi.

3° *Relever les forces.* On relève les forces l'ivresse passée. On doit avoir recours aux toniques, plus particulièrement au quinquina, aux amers, à la glace, bouillons, potages, jus de viande, et la viande elle-même si elle peut être supportée. Enfin il faut donner un peu de vin.

4° *Ranimer le système nerveux.* Telle est l'indication d'urgence, dans les degrés extrêmes de l'ivresse. Les affusions répétées d'eau froide sur le visage, les sinapismes, les frictions sèches, les lavements irritants, et surtout les lavements de café.

Une large saignée suivie d'une application de sangsues aux oreilles, sera indiquée lorsqu'une congestion cérébrale sera à craindre. Pour la congestion pulmonaire, les ventouses scarifiées, le marteau de Mayor, ont paru héroïques pour ranimer les efforts défaillants de la respiration. On pratiqua aussi avec avantage la respiration artificielle.

Sampson, médecin anglais, dans un cas où le malade était arrivé à un état comateux, pratiqua la trachéotomie, et à peine la trachée fut-elle ouverte, dit-il, que les veines distendues de la tête et du cou s'affaissèrent et que les mouvements de la poitrine se rétablirent. J'avoue que pour ma part, j'hésiterai bien longtemps avant d'avoir recours à un moyen aussi radical.

CHAPITRE II

DES CAUSES DE L'IVROGNERIE

Historique. — Division des causes. — Ignorance. — Pauvreté. — Oisiveté. — États pathologiques. — Idiosyncrasies. — Causes occasionnelles.

Principiis obsta; sero medicina paratur
Quum mala per longas invaluere moras.
(Ovide.)

HISTORIQUE

L'antiquité n'a pas fort décrié l'ivrognerie; les livres des philosophes en parlent bien mollement. Les stoïciens eux-mêmes se donnaient parfois la liberté de boire et de s'enivrer pour relâcher l'âme

Narratur et prisci Catonis
Sæpe mero caluisse virtus.
(HORACE.)

Sans parler des fêtes de Bacchus, dont l'histoire nous a transmis le spectacle repoussant, l'ivresse figure en Grèce, dans l'empire romain et dans le moyen-âge chrétien lui-même, comme un plaisir des cours et comme une des compensations obligées des fatigues de l'état militaire. Platon lui-même, dans sa république idéale, me paraît bien modéré pour l'ivresse ; ses idées à cet égard sont résumées et analysées dans ce charmant passage de Montaigne :

« Platon défend aux enfants de boire vin avant dix-huict ans, et avant quarante de s'enyvrer ; mais à ceux qui ont passé les quarante, il pardonne de s'y plaire, et de mesler un peu largement en leurs convives l'influence de Dyonisus, ce bon dieu qui donne aux hommes la gayeté et la jeune aux vieillards ; qui adoucit et amollit les passions de l'âme, comme le fer par le feu ; et en ces loix treuve telles assemblées à boire utiles, pourveu qu'il y aye un chef de bande à les contenir et à les régler. »

Toutefois, ces restrictions en partie empruntées aux Carthaginois lui plaisaient : « Qu'on s'en épargne en expédition de guerre ; que tout magistrat et tout juge s'en abstienne, sur le poinct d'exécuter sa charge et de consulter des affaires publiques (Montaigne, *Essais,* liv. II, chap. II). »

Dans le moyen âge, les bulles des papes et les canons de plusieurs conciles prouvent l'envahissement de l'ivrognerie dans le clergé et dans la vie monastique. Pétrarque et ses contemporains l'ont montrée régnant autour des papes d'Avignon, et un médecin qui pratiquait dans cette ville, en même temps que Gui de Chauliac, Raymond, Chalin de Vinario, lui attribue l'énorme mortalité qui frappa la cour papale dans les grandes pestes du XIVe siècle.

Les Germains (et Tacite l'avait bien remarqué) ont toujours été enclins à l'ivrognerie. On la trouve fort en honneur chez les princes et les seigneurs de l'empire d'Allemagne, et, au XVIe siècle, elle fut l'objet de plusieurs édits dont la noblesse se moquait le verre en main. On y remarque aussi ces diètes scandaleuses, dont les membres étaient complétement ivres à partir de midi, et dont les lois s'appelaient *morgensprache* (langue du matin), parce que tout ce qui s'y disait après midi était tenu pour être de nulle valeur.

La France a aussi ses annales dans l'histoire des orgies, et, pendant longtemps, l'ivresse a été considérée comme une qualité aimable. Est-ce que l'on n'a pas vu, à l'époque de la Régence, les grandes dames elles-mêmes se faire gloire d'ingurgiter beaucoup de champagne ? Toutefois, les premiers exemples populaires d'ivrognerie alcoolique, dans notre pays, paraissent remonter aux ouvriers étrangers attirés en 1665 par Colbert, pour fonder à Amiens, Sedan, Louviers, Abbeville, ces manufactures qui devaient bientôt dépasser celles des Pays-Bas.

On commença à vendre l'eau-de-vie aux passants vers 1680, et en 1636 on soumettait les eaux-de-vie à des droits excessifs, pour en empêcher la grande consommation. Mais le mal était fait, d'autant plus que des eaux-de-vie inférieures avaient mis le poison à la portée du peuple ; et on en vint, en 1713, à interdire dans le royaume la fabrication de toute espèce d'eau-de-vie, à l'exception de celle de vin. Sage mesure tombée bientôt en désuétude, et l'histoire nous apprend que l'alcoolisme et l'abrutissement qui en est la conséquence, ont enrayé bien souvent le progrès et l'idée, transformant au profit d'une secte ou d'un parti l'homme en derviche, l'intelligence en stupidité et en fanatisme souvent criminel.

L'ivrognerie est, certes, un des plus grands fléaux des sociétés modernes. On ne saurait croire ce qu'elle coûte à l'humanité de force, d'intelligence et de sève. Au point de vue moral, elle déprave elle dégrade, elle abrutit ; au point de vue physique, elle frappe l'organisme dans ses organes principaux et ses fonctions essentielles ; au point de vue de l'espèce, elle abâtardit, elle stérilise.

En Angleterre, l'ivrognerie tue 50,000 hommes par an ; la moitié des aliénés, les deux tiers des pauvres et les trois quarts des criminels se recrutent parmi les gens adonnés à la boisson.

En France, sur 100 cas d'aliénation, 20 relèvent de l'influence alcoolique, et M. Bouchardat a parfaitement raison, lorsqu'il dit que l'alcoolisme arrête la marche ascendante de l'humanité, et doit conduire fatalement au remplacement des races qui se dégradent, par des races vierges de dégénérescence physique et morale.

En effet, la progéniture des ivrognes déroule ces trois lamentables catégories : 1° Enfants normalement développés, mais à système nerveux d'une sensibilité exagérée ; 2° tendances mauvaises, aberration des sentiments affectifs, paresse, vagabondage, crimes ; 3° êtres épileptiques, imbéciles ou idiots.

On peut voir par ce qui précède que la question, quoique ancienne, est cependant de la plus haute importance ; aussi, comme le disait M. le professeur Chauffard à l'Académie de médecine, il ne faut pas craindre, il faut désirer de voir les discussions sur ce sujet se prolonger pour en mesurer les aspects divers.

Nous allons maintenant examiner les causes de l'ivrognerie.

DIVISION DES CAUSES

Les causes de l'ivrognerie me paraissent pouvoir être rangées sous trois chefs principaux : ignorance, pauvreté, oisiveté, telle est la lugubre trinité qui enfante l'ivrogne, dont la moralité se mesure au volume de liquide.

Il y a aussi certains états pathologiques, certaines idiosyncrasies, qui semblent apporter leur contingent au cortége des alcooliques, de même que certaines causes occasionnelles viennent grossir le bilan de l'ivrognerie.

Ces différents chefs comportent naturellement des

subdivisions, que nous croyons pouvoir indiquer dans le tableau suivant :

1° Ignorance

Habitude.
Coutumes.
Convenances.
Contagion morale.
Amour-propre.
Joie.
Chagrin.

2° Pauvreté

Modicité des salaires.
Cherté des vivres.
Misère.
Crédit.
Modicité du prix de l'alcool.
Mauvaises eaux-de-vie.
Falsification des boissons.
Impôt sur les vins naturels.

3° Oisiveté

Réunions de buveurs.
Dimanches et fêtes.
Jeux.
Fortune.
Ennui.

4° États pathologiques

Affections mentales.
Monomanie d'ivresse.
Hystérie.
Polydipsie.
Règles.
Grossesse.
Ménopause.

5° Idiosynerasies

Goût.
Appétence particulière.
Hérédité.

6° Causes occasionnélles

Grand nombre de cabarets.
Impossibilité de se rafraichir ailleurs.
Age.
Sexe.
Climat.
Races.
Professions.
Température.

IGNORANCE

L'ignorance et la pauvreté sont deux plaiés tellement inséparables qu'il est nécessaire de les placer l'une à côté de l'autre dans notre étude. Il est en effet un fait aujourd'hui bien avéré, grâce à des statistiques indiscutables que, là où l'instruction est la moins répandue, se rencontrent surtout l'ivrognerie et la misère ; examinez nos plus riches provinces, vous y verrez l'ivresse d'autant moins commune que la moyenne d'instruction y est plus élevée.

L'ignorance peut seule conduire à ces coutumes funestes pratiquées dans certains pays, où les marchés n'ont de valeur qu'autant que le cabaret les aura sanctionnés ; elle seule peut justifier cette habitude de boire le matin à jeun, sous un prétexte hygiénique, habitude tellement invétérée que bon nombre de gens, même appartenant aux classes aisées, se font pour ainsi dire un devoir de la placer dans leur régime habituel.

Cette habitude une fois prise, ces gens s'alcoolisent, même quelquefois sans se griser, victimes des mœurs de leur pays, et croyant avec toute la bonne foi possible, accomplir un précepte hygiénique recommandé par la science.

Il y a aussi des individus qui, dans les temps d'épidémies, croient se garantir de la contagion par l'absorption de doses énormes de spiritueux. Or, il est parfaitement démontré que le choléra fait plus de victimes parmi les ivrognes que parmi les gens sobres, et il en est de même des autres épidémies.

Certaines convenances fortement accréditées font qu'on se croit obligé, par politesse, ou d'inviter à boire, ou de tenir compagnie à des buveurs ; et, chose curieuse, on serait taxé de manquer de savoir-vivre ou de fierté mal placée en agissant autrement. Dans la classe ouvrière et même dans les classes plus élevées, on s'invite à boire à toute heure du jour, sous forme de politesse. On croirait ne pouvoir fêter un ami ou recevoir convenablement une connaissance qu'en le grisant et en se grisant soi-même.

La contagion morale n'est pas une des moindres causes d'ivrognerie. Les Romains autrefois endossaient la prétexte pour indiquer la puberté, la toge représentait l'âge viril ; dans la société moderne, la capacité virile se mesure au nombre de petits verres que l'on peut absorber, et souvent l'on commence de bonne heure, on veut faire comme les *grands*. D'autres fois, l'amour-propre s'en mêle, on ne voudrait pas rester en arrière, et l'on désire prouver son émancipation en essayant même de surpasser ses compagnons d'orgie, et tels individus sont plus fiers de ces sortes de victoires que s'ils avaient enrichi leur pays de quelque découverte utile. Comme il boit bien ! quelle forte tête ! telles sont les apostrophes qui sonnent le plus agréablement à leurs oreilles. La moquerie s'en mêle aussi parfois, on rougit de sa sobriété, on se rend malade, souvent pour plusieurs jours, mais on a été applaudi, admiré, et l'on recommencera à la prochaine occasion.

Dans certains cas plus rares, l'alcool est un consolateur qui noie le chagrin et dissipe les soucis. On s'enivre de parti pris, et l'on cherche dans la boisson un oubli momentané de ses peines ou de ses remords, mais le retour à la réalité n'en est que plus pénible.

La joie est aussi une occasion d'orgie. Il semble qu'une bonne nouvelle, qu'une réussite, qu'un succès, n'ont de valeur qu'autant que l'ivresse en aura été le complément.

Toutes ces causes sont évidentes, car leur résultat inévitable, c'est l'habitude. Une fois prise, elle devient un besoin impérieux, une passion irrésistible contre laquelle viennent s'échouer tous les conseils. Qui a bu boira, dit le proverbe, et l'ivrognerie est une pente que l'on descend fatalement une fois qu'on s'y est engagé.

PAUVRETÉ

La pauvreté est la sœur cadette de l'ignorance. Ce qui mérite d'être signalé à l'attention des légistes et des moralistes, dit le docteur Jolly, c'est que partout le chiffre de consommation des spiritueux coïncide avec celui des condamnations judiciaires, avec celui des pauvres, des mendiants, des vagabonds, avec celui des ménages dissous, des enfants idiots et scrofuleux, avec celui des épileptiques et des aliénés (*Gazette médicale de Paris,* n° du 7 avril 1868).

D'ailleurs, l'on sait que les phénomènes de l'alcoolisme aigu ou chronique, sont notablement retardés chez les personnes aisées, chez qui une alimentation choisie vient atténuer les effets de la boisson. Dans les classes inférieures, l'appauvrissement préalable de l'économie par les privations, par le mauvais régime, par les fatigues excessives, ouvre une large porte à toutes les influences possibles, et lorsque l'alcool intervient, il jouit de sa plénitude d'action

L'exemple est parti des hautes classes de la société, parce que d'abord les différents produits spiritueux coûtaient fort cher, et qu'aujourd'hui encore les bons vins ne sont pas accessibles à toutes les bourses. Qu'est-il arrivé? Des industriels ont fabriqué ces boissons avec des produits inférieurs, les ont données à un prix moins élevé ou bien les ont lancées dans la consommation vulgaire en les dénaturant; on les a gratifiés de brevets, de médailles, de décorations, pour avoir procuré à l'humanité le moyen de s'abrutir à peu de frais.

Qu'on lise le rapport fait à l'Académie de médecine dans la séance du 15 mai 1870, par le docteur Bergeron, et l'on verra que la répulsion instinctive pour les boissons alcoolisées a perdu de son énergie dans les classes moyennes par le fait même de la rareté des vins naturels. Cette rareté a eu pour résultat d'altérer le goût et de détruire la faculté de reconnaître des mélanges habilement masqués; mais cette faculté persiste certainement dans les classes riches, dont elle semble même, au moins autant que la vulgarisation des doctrines de Broussais, avoir modifié l'hygiène, en les rendant plus réservées d'une manière absolue dans l'usage des vins et des liqueurs, et en généralisant chez elles d'une façon inattendue l'usage du thé et de la bière.

Quant aux ouvriers, il n'est pas douteux qu'ils éprouvent la même répulsion instinctive pour les vins alcoolisés et les eaux-de-vie artificielles, et qu'ils manifestent souvent à ce sujet des craintes non moins vives que celles des bourgeois; mais ne trouvant dans leur goût peu exercé aucune garantie contre la sophistication, et toujours trop enclins d'ailleurs à juger sur l'étiquette de la valeur des choses qu'on leur présente, ils restent, en fait, les éternelles victimes des falsificateurs dont ils soupçonnent vaguement les pratiques déloyales, sans pouvoir les reconnaître et sans se douter surtout de la gravité des troubles qu'elles amènent dans leur santé.

Les sophistications les plus fréquentes consistent aujourd'hui dans le mélange des vins de crûs différents, dans l'addition de l'eau et de l'alcool et dans les colorations artificielles. Pour ces dernières, on emploie le bois d'Inde, le bois de Fernambouc, le tournesol, les baies d'hièble et de myrtille, les mûres, les betteraves, le coquelicot, le sureau. L'alun sert à exalter la couleur des vins et à leur donner plus d'astringence. La potasse et le carbonate de chaux ont remplacé la litharge et le céruse pour arrêter la formation de l'acide acétique, ou neutraliser celui qui serait déjà formé. Le plâtre joue un rôle considérable dans la fabrication des vins du midi, surtout pour les vins de chaudière, les vins de basse qualité, les vins moisis. Le plâtrage a pour but d'aviver la couleur du vin, d'augmenter sa vinosité et de favoriser sa conservation. La crême de tartre est remplacée par du sulfate de potasse. Tout cela conduit forcément à une abondance plus grande de vin naturellement mauvais, à la disparition de l'un des principes essentiels du vin, remplacé par un sel que la thérapeutique repousse comme un purgatif irritant. Du reste, il y a quelques années, plusieurs soldats, au camp de Compiègne, ont été empoisonnés par du vin aigre adouci par de la litharge ou de la céruse.

Le vin de détail, à Paris, n'est trop souvent qu'un mélange d'alcool et de matière colorante.

La petite bière n'est qu'une décoction de buis aiguisée de quelque acide.

Le tafia contient du cuivre; aussi parfois produit-il, à la longue, une teinte verdâtre à la peau. On ajoute souvent à l'absinthe du sulfate de cuivre sous le nom de *bleu éteint,* aux eaux-de-vie de l'eau, et, pour relever leur saveur, de l'acétate de plomb, du poivre, de la pyrèthre, de l'ivraie, de l'alun, etc. Le laurier-cerise sert à leur communiquer le goût d'amandes recherché par les amateurs.

Sur 35 échantillons d'esprits et d'eaux-de-vie débités à vil prix dans les faubourgs de Rouen et saisis par la police, 21 contenaient de l'acide sulfurique, 5 de l'acide acétique.

Il faut aussi parler des fabrications d'eaux-de-vie régulières, en ce sens qu'elles sont non-seulement autorisées, mais même encouragées, et qui ne sont pas moins funestes que les plus ignobles falsifications, parce qu'elles sont d'un prix peu élevé et qu'elles contiennent des principes nuisibles : je veux parler des eaux-de-vie de grains, de betteraves et de pommes de terre.

M. Bouchardat, dans son ouvrage sur l'abus des liqueurs fortes, dit, qu'à dose égale, les eaux-de-vie de grains, de betteraves et de pomme de terre, donnent des accidents d'ivresse plus fréquents et peut-être plus redoutables. Il est juste, toutefois, d'ajouter que, suivant cet éminent professeur, ces alcools n'enivrent plus fréquemment que, parce qu'étant moins coûteux, on les boit en plus grande quantité, et que peut-être aussi les substances qu'elles renferment dessèchent le gosier et portent à boire encore, après qu'on a déjà beaucoup bu.

Ces esprits contiennent une certaine proportion d'alcool amylique et d'essences empyreumatiques. Or, les expériences directes faites avec ces produits, ont donné des résultats formels et très-significatifs en ce sens qu'elles ont prouvé que l'alcool amylique impressionne le système nerveux plus rapidement et plus vivement que l'alcool de vin. Aux recherches antérieures de Furst et de Schlossberger, M. Cros, de Strasbourg, est venu ajouter un contingent d'expérimentations nouvelles, faites nombre de fois tant sur les animaux que sur lui-même et sur quelques amis, et qui mettent hors de doute les effets rapidement toxiques de cet alcool.

En Russie, en Suède, en Angleterre, dans l'Amérique du Nord, c'est-à-dire partout où l'alcool de de grains est la seule boisson spiritueuse que puisse consommer la classe ouvrière, on ne connaît de l'ivresse que les phases de la violence et de l'abrutissement, et les malheureux qui s'y livrent n'ont pas même passé par cette phase joyeuse que les poëtes anacréontiques ont de tout temps chantée.

L'ivresse n'a pris en France un caractère de violence et de brutalité que du moment où l'usage de ces alcools s'y est généralisé. Tous les jours de marché, en Bretagne, on voit des paysans ivres-morts le long des routes, ce qu'on voyait rarement avant l'invasion des esprits de betterave; et il y a longtemps que M. Champouillon, dans une intéressante étude, au point de vue médico-légal, signalait des cas de délire alcoolique aigu, dont la violence ne pouvant être expliquée par la quantité de boissons spiritueuses ingérées, devait nécessairement reconnaître pour cause la nature de ces boissons.

Qu'est-il résulté de tout cela? La soustraction d'une quantité énorme de terrain de la culture des denrées alimentaires, la distraction des produits alimentaires des autres cultures de la circulation, pour les transformer en alcools; d'où augmentation du prix des vivres par leur plus grande rareté, et accroissement de la misère générale.

D'autre part, la cherté des vivres a entraîné leur falsification, de sorte que le pauvre, ne peut se nourrir que de boissons et d'aliments dénaturés; cette alimentation malsaine et plus qu'insuffisante, le conduit au cabaret; le bien-être qu'il ne peut trouver en famille, il croit pouvoir le prendre dans l'alcool qui trompe sa faim. Que va-t-il souvent chercher chez le marchand de liqueurs? Une stimulation qui entretienne ou relève ses forces, une jouissance qui lui fasse oublier la semaine de labeur écoulée et celle qui arrive, un mode d'excitation générale qui seul est en rapport avec son ignorance, et trop souvent l'oubli de sa misère domestique. Le spectacle de sa famille étiolée lui pèse, il fuit son intérieur, ses enfants lui deviennent un fardeau; et le vagabondage et la mendicité deviennent l'apanage de l'ouvrier, qui en arrive fatalement à désespérer de son travail et à maudir la société dont il se croit le paria. Suicide, vols, assassinats, avortements, voilà le résultat; et M. Tolain était dans le vrai, lorsqu'il disait à la chambre, que c'est surtout l'ouvrier qui gagne un petit salaire, qui consomme très-peu de viande, qui va presqu'invariablement, fatalement, chercher une force factice dans l'alcool : et l'on pourrait répondre à M. Peltereau-Villeneuve, objectant que l'ivresse est rare quoique les salaires faibles dans les campagnes : que l'hygiène du paysan est incomparablement supérieure à celle de l'ouvrier, le nombre des cabarets plus rare que dans les villes, que la vie de famille y est considérée domme un culte et que dans certaines fermes les mœurs patriarcales sont transmises par les traditions et observées même à l'égard des domestiques, que l'on considère comme étant de la famille; or on ne s'enivre pas dans des conditions semblables, et tous les exemples d'ivrognerie agreste viennent confirmer ce que j'avance. Ils sont la conséquence de la trop grande exigence des propriétaires, qui viennent augmenter dans des proportions énormes la redevance des petites fermes, lorsque leur fermier, par son travail et son industrie particulière, a su améliorer leurs terres, car alors le paysan se décourage, ne cherche plus à faire produire au sol plus qu'il ne le fait, de peur de voir augmenter ses charges, et la misère avec tout son cortége de vices vient s'asseoir au foyer domestique.

Il en est de même de l'ouvrier; le mariage, au lieu d'être pour lui une source de plaisirs tranquilles et de moralisation, devient souvent un supplice. Le salaire qui lui suffisait à peine lorsqu'il était seul, que sera-t-il lorsque les enfants viendront? Il lui est donc défendu d'avoir une famille? Et l'on s'étonne que les ouvriers même les plus honnêtes aient beaucoup d'enfants, comme si les plaisirs conjugaux n'étaient pas les seuls qui ne leur coûtent rien ! Or, pour l'ouvrier, progéniture et misère sont synonimes. Alors voyant que son salaire ne suffit pas, entendant ses enfants, sa femme demander du pain, il ne rentre plus à la maison, il va s'étourdir au cabaret. Lisez ce qu'en dit Jules Simon dans l'*Ouvrière :* « Le samedi soir, on voit dans les villes de fabrique, stationner devant les cabarets, des troupeaux de ces malheureuses femmes, qui essayent de saisir leur mari, si elles peuvent l'entrevoir ; ou qui attendent l'ivrogne pour le soutenir quand le cabaretier le chassera, ou qu'un invincible besoin de sommeil, le ramènera chez lui. A Saint-Quentin, plusieurs de ces détaillants, ont été pris pour ces femmes d'une étrange pitié ; elles enduraient le froid et la pluie pendant des heures ; ils leur ont fait construire une sorte de hangar devant la maison ; ils ont même mis des bancs. La salle où les femmes viennent pleurer, fait désormais partie de leurs bouges. »

L'habitude prise, l'ouvrier déserte son travail, le modeste mobilier passe à vil prix chez le brocanteur, au Mont-de-Piété ou encore chez le marchand de vin, qui fait crédit, et s'approprie pour quelques petits verres, le fruit de plusieurs années de labeur et d'économie. La prostitution sera la carrière de sa femme et de ses filles, la police correctionnelle et le bagne l'avenir de ses garçons.

OISIVETÉ

Il est un vieil adage qui dit que l'oisiveté est la mère de tous les vices. Un de ceux qu'elle engendre fatalement, c'est l'ivrognerie. Le désœuvrement pousse à boire. Il n'est personne qui n'ait constaté par lui-même la quantité d'individus, qui, après des études fort incomplètes, et sous le fallacieux prétexte de quelques rentes, se croient dégagés de toute redevance envers la société et dans l'obligation de ne rien faire. En revanche, ils aspirent au titre de joyeux Epicurien. Non contents de boire, ils entraînent les autres à le faire, les y poussent souvent et s'en amusent; et l'on rit, chacun dit : Dieu, quel viveur ! Mais quel bon enfant ! Ils sont de toutes les fêtes, et s'ils venaient à manquer une seule occasion de boire, ils croiraient avoir autant perdu leur journée, que Titus lorsqu'il n'avait pas fait une bonne action.

Dans les classes moins privilégiées sous le rapport du numéraire, il en est de même; on ne mange pas, et l'on cherche un palliatif de sa faim dans la boisson. On se réunit entre buveurs, on forme de ces petits cercles, véritables écoles d'ivrognerie et l'on s'excite mutuellement à boire. On débauche les ouvriers encore timides, en les invitant à différentes reprises; ces derniers se croient obligés de rendre la politesse, et en peu de temps les voilà transformés en adeptes de ces sociétés où viennent, malgré leur apparence anodine, s'engouffrer les repas et la garde-robe de la famille. Ne faut-il pas que chacun paie sa tournée, pour me servir de l'expression triviale usitée? Plus on est de fous, plus on rit, dit une vieille chanson, et telle est la maxime de ces réunions, mais plus aussi la tournée est coûteuse, plus grande est la quantité de liquide. D'abord son absorption constitue un véritable travail, et une source de beaucoup d'indispositions, mais ne faut-il pas profiter des tournées des autres puisque l'on a payé la sienne?

L'exemple et l'ennui, sont les deux promoteurs de cette occupation qui semble constituer pour ces deux espèces de gens, une profession à défaut d'autre.

Outre la boisson et l'excitation mutuelle produite par la réunion des buveurs, il y a encore des jeux dans les cafés. On joue sa consommation; on perd, on veut sa revanche; on gagne, on veut profiter de ce qu'on a perdu la veille; on continue, et de revanches en revanches, on en arrive à absorber des quantités prodigieuses de liquide; tout en souffre et la santé et la bourse, le cabaretier seul y trouve son affaire. Or le jeu est le corollaire du café; l'on ne saurait y séjourner aussi longtemps qu'on le fait parfois, sans lui. Aussi tous les établisssments de ce genre sont-ils abondamment pourvus de jeux de toute sortes, et les limonadiers savent si bien l'influence qu'a le jeu sur la consommation, que, sous prétexte de rendre service, ils servent de partner au client et le poussent à boire.

Chez les marchands de vin, il est un accessoire

obligé du comptoir, je veux parler du jeu de *Tourniquet*. On n'est pas, semble-t-il, plus marchand de vin sans tourniquet, qu'avocat sans serviette. Rien de plus naïf et de plus innoffensif en apparence, et au fond rien de plus déplorable et de plus funeste. Tout le monde, en effet, connaît ce jeu sans l'apprendre, s'il connaît ses chiffres. Le matin ou après la journée, souvent même à l'heure des repas, les ouvriers viennent chez le détaillant. On n'ose pas payer seulement sa consommation, et l'on propose de jouer la tournée au tourniquet, c'est si vite fait! Ici le système de revanches continue; l'ivresse survient, on abandonne la journée commencée, d'où double perte, on ne gagne pas et l'on dépense; les repas de la semaine s'en ressentiront; et même en admettant qu'il n'y ait pas de revanches, l'ouvrier qui aura gagné sa consommation, dépensera quand même l'argent qu'il réservait pour se procurer cette petite douceur et dont il avait fait le sacrifice à l'avance, tandis que celui qui aura perdu, déboursera tout d'un coup le produit d'une ou de plusieurs journées de travail et le prix de la nourriture de toute une famille. Il rentrera de mauvaise humeur à la maison, le cri de faim des siens l'exaspérera et c'est sur eux que pèsera son mécontentement, sans compter l'exemple pour ses enfants. On ne saurait croire tout ce que ce disque numéroté a causé de misères, de suicides et de crimes.

Les jours fériés qui sont, surtout en hiver, des jours de cabaret, puisque l'ouvrier ne trouve pas ailleurs de quoi parler à son intelligence et remédier à la ténébreuse oisiveté de son cerveau par l'éducation dont certes il sent le prix et dont il est capable, produisent un grand nombre d'ivrognes. Ne sachant que faire, on va boire en faisant sa petite partie, et il est à remarquer que ces jours appelés de repos, sont les plus féconds en crimes produits par l'ivresse. C'est dans les soirées du dimanche et des fêtes, que les disputes meurtrières ont lieu chez les buveurs.

Les fêtes de Noël, qui se prolongent en Espagne jusqu'au jour des Rois, sont toujours l'occasion de nombreux assassinats causés par la boisson. Le bilan de l'année 1864, pendant ces fêtes, a été de 24 meurtres pour la Catalogne, Madrid, les provinces de Valence, d'Alicante et d'Andalousie seulement.

Du reste, il n'y a pas de fête sans lendemain, dit-on, et quand on fait dimanche il est bien rare qu'on ne fasse pas lundi, trop heureux quand la semaine n'y passe pas.

ÉTATS PATHOLOGIQUES

L'alcoolisme est parfois le résultat d'une véritable affection mentale. Certains hypocondriaques croient devoir user de toniques pour améliorer leurs souffrances imaginaires. Ils commencent par des vins généreux, mais ils arrivent progressivement à consommer des quantités énormes d'eau-de-vie, de liqueurs et surtout d'absinthe. Un malade de ce genre, cité par le docteur Morel, absorbait dans sa journée jusqu'à un litre de kirsch dans lequel il faisait infuser du tabac et d'autres plantes narcotiques.

Il est encore une autre espèce de vésanie, qui consiste dans une appétence irrésistible des boissons spiritueuses, c'est la monomanie d'ivresse d'Esquirol, voici ce qu'il dit : « Souvent l'abus des liqueurs spiritueuses, est plutôt l'effet que la cause des désordres intellectuels, il en est quelquefois le premier symptôme, ou plutôt le symptôme le plus saillant. » Le sujet affecté de ce mal ne devient pas aliéné parce qu'il boit, il boit parce qu'il est aliéné.

Cette manie d'ivresse se manifeste quelquefois chez les femmes, au moment des règles, de la grossesse ou de la ménopause; il est inutile d'insister sur ces faits qui sont de notion vulgaire; tout le monde connaissant les aberrations et les perversions d'humeur, de caractère, d'intelligence et des sens, que présentent les femmes dans ces moments.

L'hystérie et la polydipsie ne doivent pas non plus être oubliées, et ce que j'en ai dit au premier chapitre, montre jusqu'à quel point peut aller la tolérance de ces malades pour l'alcool.

IDIOSYNCRASIES

L'observation de tous les jours, nous montre que certains individus présentent, à n'en pas douter, un goût, une sorte de besoin particulier de boire, ce qui invite et entraîne à des excès quotidiens.

Dans quelques cas, comme le dit Morel, l'ivrognerie est certainement le fait d'une transmission héréditaire.

Gall, cité par Esquirol, parle d'une famille russe où le père et le grand-père avaient tous deux péri prématurément, victimes de leur penchant pour les liqueurs fortes; le petit-fils manifestait, dès l'âge de cinq ans, le goût le plus marqué pour les mêmes liqueurs.

CAUSES OCCASIONNELLES

Le nombre énorme de cabarets exerce aussi une influence sur le développement de l'ivrognerie. Outre que les propriétaires de ces établissements ne sont pas toujours d'une bien grande moralité, puisqu'ils se servent de femmes pour attirer les buveurs, la facilité que l'on trouve partout de boire des boissons spiritueuses fait succomber à la tentation. Avec de la bonne volonté, on passera devant quelques estaminets sans y entrer, mais pour peu que le vice ait commencé à germer, on finira fatalement par être arrêté par ces écueils que l'on rencontre à chaque pas.

En Angleterre, à la Chambre des communes, dans la séance du 17 avril dernier, sir Ibbetson, qui avait déjà démontré, d'après les preuves les plus convaincantes, que les maisons où se vendent les spiritueux sont le rendez-vous de tout ce qu'il y a de mauvais dans la société, prouva encore que le nombre de ces maisons était tellement considérable, qu'il empêchait tout commerce régulier et honnête en amenant l'emploi de la fraude sur une vaste échelle, pour soutenir la concurrence.

Sir Anstruther y établit que l'ivrognerie était due aux facilités que la population anglaise trouvait partout de boire, et que là où le nombre des *Public-houses* diminuait, le nombre des criminels diminuait dans la même proportion.

Pour mon compte, je crois que le grand nombre de cafés ou d'établissements de détail est d'autant plus funeste, qu'il est pour ainsi dire impossible de se rafraîchir ailleurs. Si on se rappelle de l'Exposition universelle de 1867, on sait que l'on trouvait des établissements de toutes sortes, vendant des boissons de toute espèce, il n'y avait que de l'eau pure, qu'une bonne fontaine qu'on ne pouvait rencontrer.

Il existe bien, il est vrai, dans les grandes villes quelques *Trinckhalls*, mais ils sont tellement disséminés et d'ailleurs si dégarnis sous le rapport du confortable, qu'on n'ose vraiment pas s'y arrêter.

C'est à l'âge adulte qu'appartient surtout l'intempérance. L'ivrognerie toutefois, se rencontre à toutes les périodes de la vie. Weiss et Stadler ont relaté des cas de delirium tremens chez des enfants de 4 à 5 ans.

En certains pays, en Ecosse par exemple, on donne de l'eau-de-vie aux enfants pour les fortifier, pour faciliter le travail de la dentition, ailleurs on fait têter aux nourrissons, pour calmer leurs cris, un tampon de linge imbibé d'alcool, de Wisky. Evidemment, ces usages doivent prédisposer les enfants qui résistent à un tel régime, aux excès de boisson pour l'avenir.

L'homme est bien plus porté que la femme à la boisson, mais dans une proportion qui s'abaisse à mesure que l'on descend l'échelle sociale; ainsi, en Angleterre, en Pologne, les cas de delirium tremens sont presqu'également fréquents chez les deux sexes.

Certaines races ont évidemment un penchant plus prononcé que d'autres pour les boissons alcooliques; telles sont les races anglaise, germanique, chinoise et nègre. Ne sait-on pas, en effet, que l'alcool a fait plus que le feu des armées de l'Union, pour conquérir à la civilisation les dernières tribus indiennes du Far-West dont il achève peu à peu l'entière destruction! C'est l'industrie alcoolique, dont on a osé dire qu'elle avait droit au privilége de l'exemption des taxes, parce qu'elle était un instrument de progrès et de moralisation! Il est vrai qu'on en a dit autant du canon, qu'on a voulu aussi élever à la hauteur d'un puissant engin de civilisation.

Dans ces races, dont je viens de parler, les habitudes d'intempérance persistent, quelle que soit leur position topographique.

Le climat joue aussi un grand rôle dans la consommation des spiritueux; et lorsque M. de Pressensé vient dire qu'il croit l'homme de trop haute origine pour être soumis aux influences extérieures, il reste bien dans son rôle de pasteur, mais au lieu de se perdre dans de mystérieuses abstractions, il vaudrait mieux me semble-t-il descendre un peu sur terre. Nous avons le malheur d'être réduits à ingérer des aliments si nous voulons vivre, à nous vêtir pour éviter des pneumonies et le reste, à nous garer des voitures sous peine d'être écrasés, et il me paraît difficile d'admettre qu'un sermon nous délivrera de ces soucis.

Je demande bien pardon à M. de Pressensé de ne pas être de son avis sur ce sujet, d'autant plus que j'ai pour lui tout le respect qu'il mérite, ayant été a même d'apprécier son dévouement pendant la guerre, et les idées si belles qui l'animent d'ordinaire. C'est un petit péché d'orgueil, et si l'on venait à proposer une loi contre ce péché, rangé au nombre de ceux dits capitaux, il serait bien puni, car il ne pourrait pas placer son mot dans la discussion.

La nécessité de résister au froid, dit Liebig, implique une dépense considérable de substances propres à alimenter la combustion pulmonaire, et l'alcool par sa composition chimique, analogue à celle du sucre et des matières grasses, remplit ce rôle, ce qui explique la consommation progressive, à mesure qu'on s'avance vers les pays du Nord.

Pour Lallemand, Perrin et Duroy, les hommes du Nord ne boivent beaucoup d'alcool que pour monter leur système nerveux au ton d'une excitation capable de contre-balancer l'influence dépressive du froid.

Pour d'autres physiologistes, l'alcool serait un de ces aliments respiratoires dont l'action spéciale s'exerce sur le mouvement de décomposition organique, et dont l'effet serait de diminuer et de ralentir les phénomènes chimiques, dont l'ensemble constitue la désassimilation.

Quoi qu'il en soit, et sans discuter la valeur de ces diverses théories, on voit, *à priori*, que tous admettent l'influence du climat sur la consommation d'alcool; qu'ils ne discutent même pas ce fait, tant il est avéré, et que la divergence d'opinions ne porte que sur le mode d'action de ce liquide. C'est ce que Montesquieu appelait *ivrognerie de région.*

En Suède, dont la population est de trois millions d'habitants, il se fabrique annuellement, d'après les chiffres les plus modérés, près de deux cent millions de litres d'eau-de-vie, et il est prouvé qu'il ne s'en exporte qu'une petite quantité et que la presque totalité est consommée par les habitants.

Non-seulement les hommes des pays froids consomment une plus grande proportion de spiritueux, mais, même transportés sous des latitudes plus méridionales, ils conservent quelque temps la tolérance pour ce genre de boissons; mais ils sont étonnés d'être obligés de diminuer graduellement la dose alcoolique qui entre dans leurs habitudes et de prendre le régime du pays où ils se trouvent. Cette habitude persiste un certain temps, et Malgaigne a rapporté l'exemple si curieux des blessés russes observés en France, en 1815, et qui ne supportaient les conséquences des opérations chirurgicales qu'à la condition de recevoir un demi-litre d'eau-de-vie par jour : ils étaient habitués à en boire de deux à trois litres dans l'état de santé.

Enfin, certaines professions ont le triste privilége de fournir à l'alcool lé plus de victimes. Chez les uns, ce sont les nécessités d'un commerce où les les affaires se traitent d'habitude le verre en main (courtiers, commis-voyageurs), ou bien le besoin d'amorcer une clientèle en prêchant d'exemple (marchands de vins, liquoristes) ; chez les autres, c'est le pénible travail qu'ils ont à faire qui leur fait rechercher l'excitation de l'alcool (ouvriers des ports, portefaix, blanchisseuses, tonneliers, maçons, commissionnaires, etc.).

Je crois avoir épuisé ce que j'avais à dire sur les causes de l'ivrognerie ; souvent j'ai dû glisser rapidement sur des points où, certes, les détails ne manqueraient pas ; mais les limites de ce travail m'imposent souvent une concision que je regrette tout le premier.

CHAPITRE III

DES PÉNALITÉS CONTRE L'IVRESSE

Historique. — Dicussion de la nouvelle loi sur l'ivresse. — Conclusions

---

Leges sine moribus vanæ proficiunt.

HISTORIQUE

La question de la répression de l'ivresse est une de celles qui ont soulevé les plus vives controverses. Il en est peu sur lesquelles on trouve, dans les diverses législations, dans la jurisprudence, dans la philosophie même, plus de fluctuations et des divergences plus tranchées.

Son examen est bien ancien déjà, car elle attirait l'attention des philosophes de l'antiquité. Aristote et, après lui, Quintilien, n'admettaient pas que l'ivresse, alors même qu'elle est complète, qu'elle abolit transitoirement la liberté, fût une cause d'excuse et même un élément d'atténuation. « L'ivresse, disaient-ils, est un état de dégradation volontaire; on ne peut se créer à soi-même une excuse; l'ivresse aggrave le crime au lieu de le justifier, et il y a lieu d'appliquer deux peines, l'une pour le fait coupable, l'autre pour l'ivresse. »

Cette opinion était admise par les jurisconsultes du moyen-âge, alors qu'une citation était un argument, et Barthole s'en est fait le défenseur.

Chez les Athéniens, Dracon punissait l'ivresse de mort. La constitution de Sparte défendait aux citoyens de s'enivrer, et le spectacle dégoûtant d'un esclave qu'on enivrait et que, de par la loi, on jetait sous les yeux des jeunes Spartiates encore enfants, devait leur inspirer une profonde aversion pour l'ivresse.

Xénophon, dans son traité du gouvernement des Lacédémoniens, nous apprend que Lycurgue, à Sparte, ordonna d'arracher toutes les vignes et proscrivit les breuvages inutiles, qui affaiblissent le corps et l'âme. Platon, dans ses lois, nous montre aussi qu'à Lacédémone, il n'est presque personne qui, venant à rencontrer un citoyen qui eût poussé le divertissement jusqu'à l'ivresse, ne le châtiât sévèrement, eût-il beau alléguer pour excuse les fêtes de Bacchus.

Pittacus, roi de Mytilène, avait rendu une loi qui infligeait une peine double à celui qui avait commis un crime étant ivre.

Saleucus, roi et législateur des Locriens, ne permettait l'usage du vin qu'aux infirmes, et le défendait aux autres, sous peine de mort.

Une ancienne loi de Rome prescrivait à tout citoyen de bonne famille de ne boire de vin qu'à trente ans, et encore avec modération ; elle en interdisait entièrement l'usage aux femmes (Pline).

Mahomet a proscrit le vin, mais ses sectaires s'enivrent d'opium et de liqueurs.

« Chez les Juifs, dit Descuret, la loi est muette sur tout ce qui a rapport à l'ivrognerie, tant ils étaient naturellement sobres. »

La roi romaine offre peu de renseignements précis à cet égard ; cependant, de plusieurs textes, notamment : *Des lois II*, § 2, *De pœnis* et *De re militari* au Digeste VI, § 7, il résulte que l'ivresse était considérée comme constituant une sorte d'excuse.

Les rois de France ont souvent combattu l'ivrognerie, tant par l'élévation des impôts, que par des voies de rigueur. Un édit de François Ier, rendu en 1536, condamne les ivrognes, pour la première fois, à la prison, au pain et à l'eau ; la seconde fois, à la flagellation ; la troisième fois, à la même peine en public, et, en cas de récidive, au bannissement, après amputation des oreilles. Un peu plus tard, le même roi prononça contre les délits commis en état d'ivresse une aggravation de peine.

En Angleterre et en Amérique, encore aujourd'hui, l'ivresse n'atténue en rien la culpabilité, et Blackstone déclare qu'on y voit plutôt une circonstance aggravante.

Dans plusieurs législations de l'Allemagne, datant de la fin du siècle dernier ou du commencement de celui-ci, l'ivresse est, au contraire, un motif d'excuse ou d'atténuation ; par exemple, dans le code pénal prussien et le code bavarois. Ces codes et les jurisconsultes qui les ont commentés entrent, à ce sujet, dans des détails assez étendus sur l'ivresse habituelle et l'ivresse accidentelle. Nous ne nous appesantirons pas sur cette discussion.

Dans le code autrichien, l'ivresse est un fait exclusif de la culpabilité, si elle est complète, et si l'auteur du délit ne s'est pas mis dans cet état dans l'intention de commettre l'acte qui lui est reproché.

Notre code pénal est muet sur ce point, et la discussion roule sur l'interprétation à donner aux articles 64 et 65, qui déclarent, d'une part, qu'il n'y a ni crime, ni délit, lorsque le prévenu était en état de démence au temps de l'action ; et, d'autre part, que nul crime ou délit ne peut être excusé ni la peine mitigée, si ce n'est dans les cas ou circonstances où la loi déclare le fait excusable et permet de lui appliquer une peine moins rigoureuse.

S'il nous est permis de donner à ce sujet notre opinion, nous croyons que, chez les individus dont l'ivresse serait accidentelle, soient qu'ils aient été surpris, soit qu'ils aient ignoré la propriété enivrante des boissons dont ils ont fait usage, ou que leur ivresse ait été déterminée par des causes dont ils n'ont pu prévenir l'effet, par exemple, en respirant des vapeurs dégagées par des substances en fermentation ; nous pensons, disons-nous, qu'il y a lieu d'admettre, non l'absence de culpabilité, mais atténuation avec responsabilité civile et imputabilité criminelle.

Cependant, avant la loi de 1832, le juge ne pouvait se mouvoir qu'entre le maximum et le minimum de la peine prononcée par l'article du code pénal, se trouvant dans l'alternative de condamner ou d'absoudre. L'article 463 permet depuis d'admettre des circonstances atténuantes pour tous les crimes et délits. Je dois cependant ajouter que de nombreux arrêts ont décidé que :

« L'ivresse, étant un fait volontaire et répréhensible, ne pouvait jamais constituer une excuse que la loi et la morale permissent d'accueillir. » (Cass., 7 prairial, 28 floréal an IX, 15 thermidor an XII, 19 novembre 1807, 7 juin 1810, 2 octobre 1812, 18 mai 1815, 23 avril 1824 ; Cass., 1er juin 1843.)

Ainsi, dans l'affaire Vallée, M. le président Montmerqué répondit à M. Allou, avocat de l'accusé, invoquant l'ivresse comme excuse pour son client : « Lorsque les moyens de la défense sont contraires à la loi ou à la morale, non-seulement nous ne devons pas être condamnés à les résumer, mais il est de notre devoir de les combattre. »

En matière civile, les auteurs sont unanimes pour reconnaître que l'ivresse, portée à un certain degré, engendre une incapacité qui prive momentanément celui qui en est frappé de la faculté de contracter, et que la nullité d'une convention passée en cet état doit être prononcée. (Pothier, *Oblig.* n° 49; Toullier, t. VI, n° 112; Duranton, t. X, n° 103.)

Toutefois, l'habitude même invétérée de l'ivresse, tant qu'elle ne dégénère pas en aliénation mentale, ne peut devenir une cause d'interdiction.

Essayons maintenant de tirer quelque enseignement de ce qui précède. D'une part, nous voyons des lois s'attaquant directement à l'ivresse, et, d'autre part, des lois ne l'attaquant que comme complication de crimes ou même la considérant comme une excuse. Ces dernières, et ce sont les plus modernes, semblent donner un démenti formel aux premières, puisque les plus grands jurisconsultes qui aient existé dans notre pays n'ont pas cru devoir ranger l'ivresse pure et simple dans le domaine du code pénal. Et pourquoi? C'est qu'ils avaient remarqué l'impuissance de tous ces moyens de répression, souvent terribles; c'est qu'ils avaient compris que les lois qui sont en opposition avec les mœurs sont éludées et tombent en désuétude; ce sont les mœurs qu'il faut réformer. Or, elles sont mixtes dans leur essence, car elles dérivent de besoins matériels et de la direction imprimée aux esprits. Or, je crois que cette question a été passée sous silence, lorsque, le 23 avril dernier, on a discuté la loi sur l'ivresse; d'ailleurs, disons-le tout de suite, nous ne sommes pas partisans de cette loi. Nous allons essayer de montrer sur quelles raisons s'appuie notre opinion.

DISCUSSION DE LA NOUVELLE LOI SUR L'IVRESSE

Ce qui, dès le commencement de la mise à l'ordre du jour de la question, m'a frappé, c'est que, de l'aveu même de la commission, l'on n'était pas suffisamment préparé, lorsque, à brûle-pourpoint, le vote de l'Assemblée est venu commander la discussion.

Et, tout d'abord, je me demande ce qu'a voulu dire M. Théophile Roussel lorsqu'il a proposé de punir l'*ivresse alcoolique*. Veut-il entendre par là l'état produit par l'abus des boissons de toutes sortes? Mais, alors, à quoi bon ce mot alcoolique, puisqu'il sait parfaitement, comme médecin, que l'alcool est le principe enivrant des boissons. Ou bien ne comprend-il seulement que l'ivresse produite par l'eau-de-vie ? L'application de son projet de loi me paraît alors fort difficile ; car comment les agents chargés d'exécuter la loi sauront-ils distinguer l'ivresse de l'eau-de-vie de celle du vin ou de la bière ? Je crois que c'est un pléonasme, à moins qu'il n'ait voulu distinguer cette ivresse de celle produite par différents états pathologiques, auquel cas les agents seront encore plus embarrassés que dans la supposition précédente.

Si nous passons à la loi elle-même, nous devons tout d'abord nous demander quel est son but? Or, quel était celui de Magnus Huss, lorsqu'il constatait, il y a vingt ans, l'étendue des ravages causés dans son pays par l'alcoolisme ? C'était évidemment l'extinction de ce fléau ; et, sans rien changer aux sombres couleurs sous lesquelles il faisait envisager l'avenir, nous pouvons nous rallier au cri d'alarme poussé par le patriotisme du savant Suédois.

Evidemment, le but de la loi nouvelle est l'extinction ou, du moins, la diminution de l'ivrognerie. La commission n'a pu être inspirée que de cette noble idée, et, pourtant, la loi ne peut s'appliquer qu'aux manifestations extérieures de l'ivresse. Et cela est si vrai, que tous les promoteurs de la question eux-mêmes ne peuvent s'en défendre.

M. Schœlcher dit lui-même que c'est le scandale qu'on veut réprimer. M. Laboulaye, qui combat M. le docteur Testelin, ne voit encore que le scandale à punir. Donc, la loi n'atteint pas son but ; car l'on pourra, si on en a les moyens, s'enivrer à son aise chez soi, faire des orgies, sans être passible d'aucune punition. L'on pourra même se promener tout en étant ivre, pourvu que l'on n'attire pas par trop l'attention des passants.

De plus, la commission vient proposer une loi contre l'*ivresse manifeste*, et, lorsque M. Alfred Giraud lui demande ce qu'elle entend par là, elle ne peut la définir et répond qu'elle se reconnaît au scandale. Scandale, toujours scandale !

Il est facile de voir que n'atteindre que les manifestations extérieures de l'ivresse, ce n'est pas opposer une barrière aux progrès de l'alcoolisme ; car bon nombre d'individus absorbent de prodigieuses quantités de boissons sans être ivres ou sans le paraître, et la commission reconnaît que ce sont les plus dangereux ivrognes ; cependant ils ne tombent pas sous le coup de la loi.

A quoi bon, dès lors, une nouvelle pénalité contre le scandale public? En effet, comme le dit M. Tiersot, une loi existe déjà, qui tend à réprimer certaines manifestations de l'ivresse. Cette loi frappe l'individu qui, par exemple, encombre la voie publique, l'individu qui injurie les passants, l'individu qui se livre à quelque acte d'immoralité, à quelque attentat à la pudeur ; ce sont là des faits parfaitement précis et déterminés.

Prenons maintenant les trois catégories de buveurs :

1° Ceux qui en sont à leur coup d'essai, qui font, pour ainsi dire, leur noviciat, leur apprentissage de buveurs, et ne connaissent encore de l'usage de l'alcool que l'excitation plus ou moins agréable qu'il produit ;

2° Les buveurs de profession, chez lesquels l'usage et même l'abus des boissons spiritueuses sont passés en habitude, qui en éprouvent déjà les effets plus ou moins délétères, mais qui sont encore maîtres de leur volonté et peuvent s'arrêter ;

3° Les buveurs effrénés, les dipsomanes qui n'ont plus leur libre arbitre et descendent tous les degrés de la dégénérescence physique, morale et intellectuelle.

La première catégorie n'est pas atteinte par la loi, puisqu'elle ne s'enivre point. Pour la deuxième, la loi aura peut-être cet avantage, qu'elle empêche ceux qui en font partie de se montrer en public ou, du moins, d'y commettre une foule d'excentricités ;

mais elle ne les empêchera pas de boire ; ils se révolteront contre cette contrainte qu'on leur impose, contrainte très-propre à les aigrir contre l'autorité.

Quant à la troisième catégorie, elle va être constamment sous le coup de la police correctionnelle et des récidives, par suite de son irrésistible penchant ; les amendes vont pleuvoir sur elle, et ce surplus de dépenses sera à diminuer encore du budget déjà si mince de la famille ; ce seront donc la femme et les enfants de l'ivrogne, déjà si malheureux, et qui ne s'enivrent pas, que l'on viendra punir et achever. Sans compter, comme le dit fort bien M. Testelin, que les gens atteints par la loi diront : « Vous voulez frapper l'ivresse publique, parce que c'est celle du peuple, qui n'a pas d'endroits pour se retirer et qui se montre dans la rue quand il s'enivre. Ceux qui s'enivrent de champagne, et dans l'intérieur de leurs appartements, sont bien plus coupables que nous, car ils n'ont même pas l'excuse de la misère et de l'ignorance. »

C'est pourtant de la sorte que se développe la haine du prolétaire contre celui qui possède ; il est toujours prêt à crier à l'injustice ; on doit donc mettre tout en œuvre pour éviter de donner prise à ce soupçon.

Le sentiment est une belle chose, mais M. Laboulaye ne fera jamais admettre, malgré toute l'autorité qu'il possède, qu'un homme assez pervers pour dépenser sa paye au cabaret et frustrer sa famille du nécessaire, en s'enivrant, soit bien ému lorsque sa femme et ses enfants le menaceront du juge de paix pour l'empêcher de se livrer à sa passion favorite ; une querelle de ménage en serait plutôt le résultat,

D'un autre côté, outre que la prison est une école d'immoralité, je prétends que la première chose que feront les individus qu'on y aura mis, sera de s'enivrer de joie et de fêter leur mise en liberté dès qu'on les relâchera.

Nunc est bibendum ; nunc pede libero
Pulsanda Tellus... (HORACE.)

Ceci est tout à fait dans les mœurs, chacun manifeste sa joie à sa façon et le *Trahit sua quemque voluptas* de Virgile trouve ici son application, or, pour l'ivrogne, c'est la boisson. Le soir même, le prisonnier libéré sera ivre, et, si des agents se présentent de nouveau pour l'arrêter, sous l'influence de l'alcool, il pourra fort bien commettre quelque meurtre.

Et quoi ! l'enseignement de l'histoire ne sert-il donc à rien ? Or, est-il un seul édit qui ait abouti à quelque chose ?

D'ailleurs, cette loi prête énormément à l'arbitraire, surtout dans les petites villes et dans les campagnes. Là, en effet, les agents subalternes de l'autorité, gendarmes, gardes-champêtres et autres, sont souvent aussi adonnés à la boisson que le restant de la population ; soit qu'ils aient contracté l'habitude de boire au service militaire, soit que le désœuvrement les y pousse, soit encore que les nombreuses occasions qu'ils ont de boire, par suite des invitations de ceux qui veulent se mettre dans leurs bonnnes grâces, les alcoolisent à la longue. S'ils arrêtent les autres, faudra-t-il qu'ils s'arrêtent eux-mêmes lorsqu'ils seront ivres? Et ceci, je l'ai vu bien des fois.

D'un autre côté, même le gendarme qui remplit son devoir consciensciеusement, dans une petite ville où tout le monde se connaît, aura certainement ses préférences, soit par ses relations personnelles, soit qu'il soit l'obligé de quelqu'un, d'autres fois, ce sera la crainte de soulever contre lui un tolle général, en arrêtant un notable de l'endroit, qui le retiendra. De même aussi, dans certains cas, il manifestera ses aversions. Ce seront les plus misérables que l'on arrêtera surtout; et, lorsque M. le garde des sceaux et le rapporteur de la commission viennent dire que les jeunes gens de famille seront punis plus sévèrement lorsqu'ils se montreront en état d'ivresse, d'abord ils oublient l'égalité des citoyens devant la loi, et ensuite ils paraissent ignorer ce qui se passe en province, où domine plus que partout le privilége de la fortune.

Il est aussi un point sur lequel il est bon d'attirer l'attention, ce n'est évidemment pas le cas ordinaire, mais enfin, ne se présenterait-il qu'une fois sur cent, que ce serait beaucoup trop, je veux parler des états pathologiques et des empoisonnements qui simulent l'ivresse.

Vraiment, on ne saurait être plus malheureux que M. Gaslonde. Ne rien dire sur une question sociale d'un ordre aussi important, et ne sortir de cette prudente réserve que pour commettre un barbarisme! Selon l'honorable préopinant, pour établir le diagnostic de ces différents états morbides : Garde-champêtre = Médecin.

Qu'un beau jour, un pick-pocket lui offre quelques prises de Datura en chemin de fer, et lui vole sa montre, ou que, dans une ville où il ne soit pas connu, il soit pris le soir dans la rue d'une congestion cérébrale, que, pour compléter ce tableau on l'arrête, peut-être changera-t-il d'avis.

Incontestablement, des faits analogues se sont produits. Un homme est étendu à terre, les passants ne s'en occupent pas, c'est un ivrogne, dit-on. L'autorité survient, transporte l'individu au poste et le lendemain, lorsqu'on va le chercher, il est mort.

D'autre part, un individu revient de la campagne, il a mangé des baies de Belladone, ou bien il a fumé par trop, n'en ayant pas l'habitude, il titube, il chancelle sur ses jambes, il vomit; arrive un agent qui le conduit en prison,

Dans le premier cas, c'est une congestion, une hémorrhagie cérébrale, dans le second c'est un empoisonnement, or, je ne sache pas que ce soient des faits répréhensibles, et, lorsqu'ils se présentent, l'erreur est tellement facile, que les médecins eux-mêmes sont souvent très-embarrassés.

Du reste, l'homme ivre est un homme empoisonné, et il est dangereux d'enfermer un homme dans cet état, surtout lorsqu'il en est à la troisième période, on pourrait bien ne plus trouver qu'un cadavre en rouvrant la cellule.

Ces trois cas réclament des soins prompts et éclairées, et délaisser un individu dans une telle situation me paraît le fait d'une morale étroite et intolérable.

J'admire, avec M. de Pressensé, la constitution des États-Unis d'Amérique ; et j'admets parfaitement, avec lui, qu'ils peuvent nous servir d'exemple et nous donner des leçons de libéralisme. Les imiter dans ce que l'expérience a démontré être réellement bon, rien de mieux ; mais c'est la première fois que je vois recommander une pratique, que toutes les tentatives, faites jusqu'à ce jour, ont déclarée mauvaise. « En effet, dit M. Testelin, on a édicté, en Amérique, 537 lois contre l'ivrognerie ; tous les ans, quand le congrès est sur le point de se séparer, un membre d'une société de tempérance quelconque monte à la tribune et dit : « Messieurs, depuis la « dernière loi, l'ivrognerie a pris des proportions « considérables, il y a une fissure à la loi, il faut « s'empresser de la boucher. » Vite on vote une nouvelle loi, et l'année suivante, l'ivrognerie a encore augmenté.

C'est là un fait auquel, me semble-t-il, il n'y a rien à répondre, sinon que nous ne sommes pas toujours des Télémaques et les Américains toujours des Mentors.

Si le législateur n'est pas un moraliste, comme le dit M. Laboulaye, pourquoi alors s'occuper des vices ?

Les Anglais semblent me donner raison, car sir Ibbetson, cette année, déposait à la chambre des Communes, un bill dont l'objet était plutôt une mesure de réglementation qu'une mesure de répression.

L'État a commencé aussi par punir la prostitution,

on en sait le résultat. Il en a été tout simplement réduit à l'admettre et à la réglementer.

CONCLUSIONS

Je repousse donc cette loi, parce qu'elle ne peut pas atteindre son but et qu'elle est alors au moins nutile. Bien plus, je la trouve nuisible à plus d'un titre, parce qu'elle donne lieu à l'arbitraire et à l'équivoque, et qu'il est bien difficile de préciser à quel moment l'ivresse sera manifeste ; parce qu'elle peut occasionner des émeutes et des meurtres, sans donner aucune compensation; qu'elle peut entraîner à des erreurs déplorables; parce que l'expérience nous montre cette mesure comme mauvaise, et qu'enfin, la morale n'est pas du ressort des législateurs.

Du reste, j'ai toujours pensé que les animaux se dressaient par les coups et les hommes par l'éducation ; et je reste convaincu qu'une nation est d'autant plus grande et plus élevée, dans l'ordre moral, que son code pénal est plus restreint.

La seule intervention possible de la loi, serait de faire conduire l'ivrogne chez lui ; la honte qui en résulterait pour lui, serait déjà beaucoup s'il lui restait encore quelques bons sentiments, et, s'il n'en a plus, ce n'est ni la prison ni la police correctionnelle qui lui en donneront. C'est ainsi qu'agissaient les Spartiates et leur république est peut-être la plus belle qui ait jamais existé.

Dans certains cas graves ou indécis, un médecin serait requis aux frais de l'ivrogne, pour le visiter et le soigner. Puis on ferait officieusement prévenir le buveur que s'il continuait à troubler sa famille et la société, il serait interné jusqu'à guérison complète dans un de ces asiles spécialement destinés aux ivrognes, et dont nous parlerons dans le chapitre suivant.

CHAPITRE IV

DES MOYENS DE COMBATTRE L'IVROGNERIE

Instruction gratuite et obligatoire. — Sociétés de tempérance. — Ce qu'elles doivent se proposer. — Ce qu'elles doivent faire par elles-mêmes. — Ce qu'elles doivent chercher à obtenir de l'État. — Hospices d'ivrognes.

> Si c'est un subject que je n'entende point, à cela même je m'essaye, sondant le gué de bien loing; et puis le trouvant trop profond pour ma taille, je me tiens à la rive.
>
> (MONTAIGNE, *Essais*, liv. I, ch. 50.)

Une des plus puissantes causes de progrès, un des plus puissants moyens de moralisation, est, à mon avis, l'instruction. Des lors, il n'y a pas lieu de s'étonner des critiques que j'adresse aux législateurs, qui, après s'être opposés à une loi qui tendait à l'instruction gratuite et obligatoire, veulent combattre l'ivrognerie, et surtout la combattre par des pénalités.

Qu'on ne vienne pas m'objecter que la chose n'est pas pratique. Rien de plus facile que d'obliger les classes inférieures à conduire leurs enfants à l'école primaire, à tel âge que la loi peut déterminer; les registres de l'état civil ne sont-ils pas là comme pour la conscription?

La constitution physique de l'enfant s'en trouvera bien. Car, dans notre société moderne, l'enfant du peuple, soumis à la loi du travail ou livré au vagabondage, presque au sortir du berceau, perd jusqu'au loisir de penser; l'enfant des classes aisés est mis en serre chaude d'instruction, sans qu'on lui laisse le temps d'exercer son corps. Que faut-il à tous les deux? Une marche autre que celle qui existe dans le système des études publiques. Il faut au premier assez de repos pour cultiver son intelligence; au second assez de fatigue pour développer ses organes; car l'instruction, commencée en temps opportun, dispensée avec mesure, combinée avec l'exercice musculaire, est loin d'entraver l'évolution de l'organisme et de lui susciter des dangers particuliers. Tout indique, au contraire, qu'une excitation convenable de l'encéphale, complète la somme d'influences nécessaires à la régularité du développement, et à la plénitude de vie vers laquelle l'organisme tend comme l'esprit vers l'idéal.

Je sais très-bien qu'on a dit que l'instruction était dangereuse pour le peuple, parce qu'elle l'éloignait de son travail, et lui donnait des idées d'ambition qui le conduisaient à la ruine, qu'elle en faisait des émeutiers et des hommes dangereux. Il faut être bien peu philanthrope pour tenir de pareils discours. Tu es attaché à la glèbe, il faut que tu y restes ; ne cherche pas à t'élever, nous seuls avons le droit de penser et nous penserons pour toi ; nous pourrons te berner à notre guise de fables et de mystères, tu n'as nul besoin de comprendre. Belles maximes avec lesquelles on abrutit les masses et l'on domine !

Je prétends qu'instruire le peuple, c'est le rendre moins envieux, en lui donnant les moyens de s'élever. C'est le mettre à même d'apprécier par lui-même tous les dangers et les funestes habitudes inhérentes à sa condition et passées dans ses mœurs, c'est lui permettre de jouir de ses droits d'homme, et le mettre en garde contre les recruteurs d'adeptes.

D'ailleurs, un fait bien simple et connu de tous, c'est que l'ivrognerie est surtout le vice des classes inférieures, et cela parce qu'elles sont moins instruites. L'instruction seule peut détruire ces pratiques et ces coutumes routinières absurdes dont j'ai parlé. C'est elle qui apprendra à l'ouvrier ses devoirs envers la famille et la société, et qui lui fera désirer pour ses enfants une position supérieure à la sienne ; elle le rendra capable des plus grands sacrifices, et jamais je n'admettrai que ce soit un mal d'élever les idées de quelqu'un, il n'y a que les intéressés qui puissent soutenir une pareille thèse.

Il ne m'appartient peut-être pas d'indiquer comment j'entends vulgariser l'instruction, toutefois, je me permettrai d'esquisser rapidement ce qui me paraît le plus avantageux.

Instruction au premier degré gratuite et obligatoire pour tous ; puis un concours serait établi à la fin de ces premières études, et les meilleurs élèves seraient envoyés, toujours gratuitement, dans les écoles secondaires. Dans ces écoles, concours pour les lycées et colléges avec bourses pour les premiers, et ainsi de suite, même pour les écoles supérieures.

Cette méthode aurait, à mon avis, trois grands avantages : d'abord elle permettrait au plus pauvre d'arriver aux plus hautes places, sans charges nouvelles pour sa famille, ensuite elle ne donnerait pas de prise à la faveur, cette autre plaie de la société moderne ; enfin, elle fournirait au pays bien des hommes illustres, voués, par la naissance, à l'ignorance et à l'obscurité.

L'ouvrier et les ignorants s'adonnent à la boisson, parce qu'ils ne connaissent pas d'autre compensation à leurs fatigues. Tournez leur esprit vers l'instruction, parlez à leur intelligence, initiez-les par la science à des jouissances plus relevées, faites qu'ils puissent envisager le lendemain sans effroi, et que leur front ne soit pas chargé d'autant de sollicitudes qu'ils versent de sueur, et l'ivrognerie deviendra le vice exceptionnel des natures incorrigibles.

Quelles sont les provinces où l'ivresse règne en souveraine, sinon celles où le peuple est le plus arriéré ? C'est que l'instruction est le plus puissant levier de la civilisation ; les idées d'ordre et d'économie ne peuvent venir que par elle. C'est elle qui différencie l'homme de la brute, et sans elle, l'individu, restant à une sorte d'état primitif, sera invinciblement et uniquement porté vers des appétits grossiers et sensuels. Et lorsque l'ouvrier songera à son fils qui est au collége, il ne voudra pas le faire rougir plus tard, il aura conscience de sa dignité d'homme, se privera plus volontiers de ces prétendus plaisirs de café, et le bien-être de la famille s'en trouvera augmenté.

Du reste, il en est de l'ivrognerie comme de la prostitution. Dans notre société, la pureté des femmes est en raison directe de leur instruction et de leur aisance; l'ignorance et la grossièreté habitent les lupanars ; l'élégance, le talent et l'esprit, qui charmaient les anciens auprès des courtisanes, sont l'apanage des salons. A mesure que la civilisation a fait des progrès, la courtisane a perdu, la femme légitime a gagné.

D'un autre côté, la vie moyenne s'accroît avec l'instruction, et il suffit, pour s'en convaincre, de consulter les tableaux et les statistiques de Bertillon.

Instruire c'est moraliser, et moraliser, c'est détruire l'ivrognerie.

SOCIÉTÉS DE TEMPÉRANCE

La première société de tempérance, fondée en 1826 dans l'état de Massachussets, a donné naissance à un grand nombre d'autres, dans les États-Unis et en Europe. En 1830, l'importation des spiritueux avait déjà diminué de plus de 5 millions de litres, et la fabrication intérieure de plus de 10 millions. Dans l'Irlande, où l'ivrognerie passait pour incurable, le père Matthieu a opéré, en quatre ans, des prodiges. La consommation de wisky, qui, en 1840, s'élevait dans ce pays à 40 et quelques millions de litres, était réduite, en 1841, du quart, et cette réduction s'est encore accrue en 1842 ; le nombre des meurtres a, d'une année à l'autre, diminué de moitié,

A Paris, il se forme en ce moment une société de tempérance. Elle veut, d'abord, instituer des conférences sur les dangers de l'intempérance, et encourager toute espèce de publication conçue dans le même ordre d'idées.

Elle se propose notamment : 1° de favoriser, au moyen de sociétés coopératives de consommation, le remplacement des liqueurs alcooliques comme boisson usuelle, par le café, les vins naturels, le cidre, la bière ;

2° De chercher à obtenir, à cet effet, l'augmentation des impôts sur les liqueurs alcooliques, et autant que possible, le dégrèvement des autres boissons ;

3° De réclamer des mesures légales efficaces contre l'ivresse publique et sur la police des débits de boissons.

Examinons maintenant la valeur de ces statuts.

Instituer des conférences sur les dangers de l'intempérance, et encourager toute espèce de publication conçue dans le même ordre d'idées, est certainement une excellente chose ; mais il faut avant tout que le peuple vienne à ces réunions et comprenne ce qui s'y dira, sinon, l'on serait bientôt réduit à parler aux murs. Le premier statut d'une société de tempérance devrait donc être, selon moi : 1° de mettre tout en œuvre pour obtenir la formation d'écoles mutuelles d'ouvriers, où on leur apprendrait les éléments; 2° d'encourager la formation de bibliothèques gratuites dans les villes et dans les campagnes, ce qui aurait le double avantage d'instruire l'ouvrier et de lui fournir un moyen de se distraire ailleurs qu'au cabaret. Ces bibliothèques seraient entretenues par des souscriptions et des cotisations volontaires, en même temps que, chaque année, la caisse municipale accorderait une certaine somme pour acheter des livres nouveaux. Un adhérent à la société aurait la directien de ces bibliothèques, et informerait le comité général des besoins et des résultats. Alors, des conférences le samedi soir, des publications contraires à l'ivrognerie répandues à profusion, auraient un excellent résultat; l'instruction préliminaire accrue par la lecture, permettant à l'ouvrier de sentir et de comprendre ce qu'on lui expliquera.

De plus, il y a encore un but à remplir, c'est d'attirer l'ouvrier à ces réunions. Pour cela, réunir un certain nombre de jeux, soit d'adresse, soit de gymnastique qui plaisent surtout à l'ouvrier. Une buvette serait attachée à ces salles, et l'on y vendrait à des prix très-modérés, de la bière, du cidre, de la limonade, et encore dans une certaine mesure. Un prix annuel consistant en une certaine somme d'argent, serait accordée à titre de récompense et d'encouragement à celui qui se serait montré le plus assidu et qui aurait fait le plus de progrès, soit dans l'instruction, soit dans son état. Une certaine somme pourrait même lui être avancée à titre de prêt, pour s'établir.

Pour ce qui est de la formation de sociétés coopératives de consommation ayant pour but le remplacement des liqueurs alcooliques par les vins naturels, le cidre, la bière, je ne saurais trop la recommander; et je crois que l'État réaliserait un grand progrès s'il favorisait l'établissement de Trinckhalls assez vastes, assez confortables où l'on ne débiterait aucune espèce de liqueur alcoolique. En accordant à ces maisons certains priviléges qui permettraient de donner à un prix très-inférieur, les mêmes consommations que dans les cafés, sauf l'alcool, il rendrait, selon moi, la concurrence de ces derniers impossible.

Le meilleur moyen pour cela, serait non-seulement d'augmenter dans des proportions énormes les droits sur les alcools, mais même d'en défendre la vente au détail.

En 1852, la législature de l'État du Maine, en Amérique, rendit une ordonnance qui défendait sous les peines les plus sévères, la vente au détail de toute boisson alcoolique. Auparavant les prisons et es dépôts de mendicité étaient si remplis, qu'il était question de construire de nouveaux bâtiments, pour servir de succursales à ces établissements. Par suite de cette sage mesure, les crimes, les délits ainsi que la misère, ont diminué progressivement dans le Maine, et au bout d'un espace de trois ans à peine depuis la cessation du débit des liqueurs spiritueuses, les prisons et les dépôts de mendicité étaient presque vides. L'exemple donné par le parlement du Maine a été suivi successivement par douze autres états de l'Union, de sorte que maintenant dans treize états, la vente au détail des boissons alcooliques est prohibée.

Je ne veux pas cependant, supprimer complétement de la consommation les spiritueux, ce que je demande, c'est qu'il en soit comme du pétrole pour ainsi dire, et que l'alcool ne soit délivré qu'à des personnes de moralité connue et attestée par un certificat du maire ou des autorités. Le bon ouvrier pourra ainsi avoir chez lui sa petite provision d'eau-de-vie qu'il consommera en famille, et alors il ne fera pas d'excès; tandis que les ivrognes qui vont boire de l'alcool dès qu'ils ont deux sous dans leur poche, seront obligés de s'en passer et ce n'en sera que mieux.

Ainsi suppression absolue de l'alcool de la vente au détail, car, en augmentant seulement les droits, je suis convaincu qu'on n'arriverait à aucun résultat; l'augmentation du prix du tabac n'en a pas diminué la consommation et cela grâce à l'habitude; or, celle de l'alcool est encore plus forte, il faut donc mettre l'ivrogne dans l'impossibilité absolue de boire.

Pourquoi interdit-on la vente de l'arsenic et des autres poisons à d'autres que les pharmaciens, si ce n'est à cause du funeste usage qu'on peut en faire? Et on laisse à la portée de tous, un poison qui, quoique plus lent à agir, n'en tue pas moins sûrement le physique et le moral ! Est-ce que l'on s'étonnerait qu'un enfant, ou qu'un fou viennent à se tuer, si on leur mettait entre les mains un pistolet chargé et armé?

Et ce que j'en dis pour l'alcool s'applique aussi à toutes ces boissons prétendues apéritives: absinthe, vermouth, bitter, qui ne sont que des esprits déguisés, à l'action nuisible desquels vient encore s'ajouter l'action toxique de certains principes aromatiques, c'est surtout de l'absinthe, dont je veux faire le procès. L'alcool, chez l'homme, comme chez les animaux, est incapable à lui tout seul de provoquer l'épilepsie; il donne lieu à des tremblements, quelquefois même à de petites convulsions cloniques irrégulières, mais c'est tout. Quand des attaques épileptiques surviennent, on ne manque pas de trouver un agent différent de l'alcool, qui les a provoquées, et cet agent est habituellement l'absinthe (Magnan.

Les jeux de quelque nature qu'ils soient devraient être interdits dans les cafés, de même que la présence des femmes à moins qu'elles ne soient accompagnées, le nombre des débits de boisson de beaucoup restreint. D'abord, tout cabaretier qui aurait donné à boire à des gens ivres, verrait son établissement définitivement fermé. La concession de licences serait énormément diminuée et l'autorisation de vendre des boissons ne serait accordée qu'à des gens d'une honorabilité connue ; le nombre des ivrognes et celui des faillites tomberait en peu de temps, je crois.

Dans tous les cas, les cafés et les cabarets seraient fermés de bonne heure les dimanches et jours de fête, car c'est surtout ces jours-là que l'on s'enivre.

D'autre part, la société de tempérance me paraît

être tout à fait dans le vrai, quand elle se propose de chercher à obtenir le dégrèvement du vin, de la bière, etc. Et, en effet ce n'est pas d'habitude avec ces sortes de boissons que l'on se grise. Du reste, si nous consultons le tableau suivant, nous verrons la quantité souvent énorme de liquide qu'il faudrait ingérer, pour absorber la quantité d'alcool comprise sous un petit volume d'eau-de-vie, si l'on songe qu'un litre d'eau-de-vie correspond à 55 litres de bière de Paris, à 15 ou 25 litres de bière de Strasbourg. Ce serait alors un véritable travail que de s'alcooliser et il faudrait y mettre beaucoup de bonne volonté.

Proportions en volumes d'alcool pur contenu pour 100 parties.

Bière de Paris.	1 à 2,5
Bière de Strasoourg.	3,5 à 4,5
London porter.	3,9 à 4,5
Cidre.	4 à 9,10
Poiré.	6,70
Vins de détail à Paris.	8,40 à 8,80
Château-Laffite.	8,70
Mâcon.	10
Champagne.	10
Vin du Rhin.	11
Bagnols, Xérès.	17
Porto et Madère.	20

Les eaux-de-vie contiennent de 45 à 55 pour 100 d'alcool et quelquefois même jusqu'à 65.

La diminution et même la suppression de la plus grande partie des impôts sur le vin, sera le meilleur moyen de faire disparaître les fraudes et les falsifications. Nous en parlerons tout à l'heure.

Cette mesure permettrait la vulgarisation des vins salubres et naturels ; or, lorsque l'ouvrier pourra avoir chez lui sa petite cave, lorsqu'il pourra boire de bon vin à ses repas, il se nourrira mieux, et sentira moins le besoin des stimulations irrégulières et factices qu'il cherche dans les cabarets. Le bon vin empêche de boire de l'alcool, et il est à remarquer que ce sont nos départements les plus opulents producteurs de vins qui donnent les proportions les plus faibles d'aliénation alcoolique.

Proportion des folies par l'alcool sur 100 cas d'aliénation.

Côtes du Nord. . . .	18,5	Gironde.	1,9
Aveyron.	13	Hérault.	3,7
Seine-Inférieure. . . .	12	Aude.	3
Manche.	11,6	Bouches du Rhône.	1,8
Finistère.	11,6	Côte-d'Or.	5,6
Orne.	9,9		

Que conclure de cela ? C'est que là où le vin naturel se trouve répandu, l'alimentation moyenne est meilleure et la misère moindre. Le vin suffit aux fatigues de l'ouvrier et alors il ne recherche pas l'alcool. Car le bon vin est un aliment et les principes alcooliques qu'il renferme sont singulièrement atténués par les substances qui entrent dans sa composition ; et puis, d'ailleurs, pris au moment des repas, il trouve l'estomac en pleine fonction, il trouve, en un mot, un organisme suffisamment restauré.

Il est aussi un point sur lequel la société de tempérance pourrait appeler l'attention de l'État : c'est sur la fabrication des eaux-de-vie de betteraves, de grains et de pommes de terre, j'ai déjà montré leur funeste influence et je n'y reviendrai pas. Je crois qu'en interdisant formellement cette fabrication, on porterait un rude coup à l'ivrognerie ; car je ne suis pas plus partisan de brevets et de primes d'encouragement pour ceux qui découvrent une nouvelle liqueur, que pour ceux qui inventent de nouveaux engins de guerre, et encore les premiers n'ont pas l'excuse des seconds.

Et qu'on ne vienne pas dire qu'en supprimant cette industrie, on ôterait à beaucoup d'ouvriers le moyen de gagner leur vie ; l'agriculture manque de bras, et l s terrains employés à la culture de produits destinés à la fabrication des eaux-de-vie, sont souvent très-fertiles, et, intelligemment exploités, rapporteraient beaucoup plus sous le rapport des bénéfices. La cherté des vivres diminuerait d'autant et avec elle les vices inhérents à la misère.

Il est vraiment affreux de voir, chaque année, les denrées augmenter de prix, sans que le salaire des ouvriers et le traitement des petits employés suivent la même progression. Or, un tel état de choses est fatal. Ou bien tâchez de faire diminuer le prix de la nourriture, ou bien augmentez les salaires, et le problème de la disparition de l'ivrognerie sera résolu par l'accroissement du bien-être général. Supprimez toutes ces sociétés d'accapareurs qui, dans les petites villes, enlèvent les produits du pays avant même que les habitants aient pu faire leurs provisions, instituez des mesures très-sévères de police municipale, à cet égard, le pauvre pourra trouver, dans nos marchés et suivant sa petite bourse, une nourriture saine et variée, et vous ferez entrer ainsi, dans l'alimentation du peuple, une plus grande quantité de viandes et de condiments.

Si nous passons maintenant à l'article des falsifications, nous voyons que de simples peines de police sont infligées aux falsificateurs. Frustrer le pauvre d'une portion de l'aliment qu'il achète, et dont il attend la réparation de ses forces épuisées par le dur labeur de chaque jour; lui verser, sous l'étiquette d'une boisson naturelle et stimulante, un liquide qui brûle sa muqueuse gastrique, altère son sang, stupéfie son système nerveux, n'est-ce donc pas là un de ces crimes qui appellent la vindicte et le mépris de la société? La prophylaxie ne peut venir ici que des lois. A quoi servent l'habileté des analyses, et le catalogue de sophistications? Quand la chimie a dévoilé l'un des artifices de ce Protée qu'on nomme la fraude, il en invente un autre, et d'ailleurs le mal est fait; le pauvre a payé et n'a pas été nourri. Une plus grande sévérité dans la répression, une vigilance infatigable dans la constatation des falsifications, sont le seul remède à cet état de choses : encore ici, l'hygiène publique et la morale se confondent; ce que l'une désire, l'autre l'ordonne.

Le comte de Kimberley, à la chambre des Lords, dans la séance du 16 avril dernier, déposa, au nom du gouvernement, un bill relatif à la réforme du système de licences. Un des objets importants du bill était de prévenir l'adultération des liqueurs. Pourquoi ne pas imiter cet exemple en se montrant impitoyable pour les falsificateurs ? La modicité des prix ne servira à rien si l'on ne vous sert que des produits dénaturés.

Quant à ce qui est du désœuvrement, la société de tempérance doit faire tout son possible pour procurer du travail aux ouvriers sans place. Que chacun de ses membres use même à cet égard de l'influence qu'il peut avoir dans le pays, qu'il se serve de ses relations personnelles.

La famille a aussi un devoir à remplir; si un homme boit pour noyer un chagrin, elle doit essayer de le distraire ; mais ce ne sera que l'instruction accompagnée d'une saine morale qui empêchera de délaisser un homme dans le malheur.

Pour ce qui est de ceux qui tombent dans l'alcoolisme sans le savoir, sans se griser, et qui ne font que boire au delà de leurs besoins, il faut les avertir.

HOSPICES D'IVROGNES

Pour les buveurs incorrigibles, il n'y a que l'internement, soit volontaire, soit provoqué, dans des hôpitaux spéciaux, et M. Testelin a bien raison quand il dit que l'argent que l'on dépensera pour construire ces hospices vaudra beaucoup mieux que celui qu'on sera obligé de dépenser pour construire des prisons.

M. Joire, médecin en chef de l'asile des aliénés de

Lomelet, à Lille, considère l'ivrogne invétéré comme un aliéné qui a perdu sa liberté morale, et demande qu'il soit placé dans l'impossibilité de satisfaire son irrésistible passion, et qu'on le considère non comme un coupable, mais comme un malade dont on espère la guérison.

Les Américains, en hommes éminemment pratiques, ont su établir des asiles spéciaux pour interner les ivrognes, et de cette idée féconde ils ont retiré autant d'avantage que de la suppression de la vente en détail des boissons alcooliques.

Albert Day en a fondé un, et l'expérience a confirmé ses prévisions; le succès qu'il a obtenu a été si éclatant (plus des deux tiers des dipsomanes entrés dans ce premier asile ont été guéris) que trois autres établissements ont été fondés dans les États de l'Union américaine dans le même but.

Dans ces établissements, l'internement est volontaire en non provoqué par l'autorité. Les individus ne s'y présentent en général pour s'y faire recevoir qu'après avoir satlsfait une dernière fois leur funeste penchant, que saturés d'alcool; sans cela, ils n'auraient pas la force de prendre cette résolution. Peu à peu ils deviennent meilleurs. Il y en a qui, au début, sont dévorés de la folle envie de boire : on ne cède pas à cette envie. Chez d'autres, le sommeil fait défaut, on le rétablit par l'opium et le bromure de potassium. L'amélioration physique et morale est très-sensible au bout d'un mois.

Les moyens que l'on emploie dans ces établissements sont non-seulement la suppression complète de tout liquide contenant de l'alcool, mais on s'adresse à l'amour-propre, à l'estime de soi, aux sentiments de dignité ; c'est par des encouragements sans cesse renouvelés, par la douceur, par les témoignages d'affection, d'intérêt, et jamais par la crainte, par des punitions, par des réprimandes humiliantes, que l'on retient les dipsomanes dans ces asiles libres.

Je n'ai que peu de chose à reprocher à cette manière d'agir. Je trouve que l'on doit régler la désaccoutumance. Il est facile de comprendre qu'on ne peut enlever impunément et tout à coup à l'organisme un excitant que l'habitude a rendu nécessaire et presqu'aussi indispensable à l'entretien des fonctions que le sont les aliments, l'air et la lumière. C'est cette impérieuse loi de la nécessité, qui force le médecin à ne pas priver entièrement le buveur de sa boisson favorite, lorsqu'il vient à être attaqué de maladie.

Selon moi, dans ces asiles, on devra relever et soutenir les forces du malade ; et, s'il y a inappétence, on donnera des purgatifs, de l'opium, de la glace, des toniques tels que le quinquina, les amers, le thé, le café, la noix vomique, quelquefois même des spiritueux. On cite un malade affecté d'absinthisme chronique et en proie à des vomissements incoercibles, qui ne conservait d'aliments que ceux auxquels on avait ajouté quelques gouttes d'absinthe.

On choisira les aliments les plus réparateurs, et en même temps les mieux supportés. Tout cela, combiné avec l'exercice musculaire, les bains sulfureux et des distractions variées telles que la lecture, me paraît propre à guérir l'ivrogne de son ignoble vice.

De plus, l'internement serait non-seulement volontaire, mais aussi forcé après un certain nombre d'avertissements. Pour juger de la guérison, on aurait recours à plusieurs mises en liberté provisoires.

Nous voici parvenu au terme de notre tâche. Sera-t-elle aussi bonne que l'intention qui nous a animé dans son accomplissement? Nous n'osons l'espérer, surtout après avoir entrepris une question aussi vaste et aussi difficile; mais nous avons pour nous consoler ces paroles de Sénèque :

Plurimum ad inveniendum contulit qui speravit posse reperire.

CONCLUSIONS

De l'ensemble de notre travail nous avons cru pouvoir conclure :

1° Que l'Ivresse est un état pathologique au même titre que les autres empoisonnements.

2° Que les causes d'Ivrognerie, dérivent des besoins matériels et intellectuels des masses, et des lacunes qui existent dans notre constitution et dans nos mœurs.

3° Qu'une loi contre l'Ivresse n'est pas le remède à opposer à ce fléau social.

4° Que la vraie manière d'arrêter la marche envahissante de l'alcoolisme, c'est d'élever la moyenne d'instruction, d'accroître le bien-être général, d'établir des mesures légales trés-sévères contre la fraude, et certaines industries qui popularisent le poison, et enfin de fonder des sociétés de tempérance et des hôpitaux d'ivrognes.

Vu bon à imprimer,
Le président de la Thése,
A. GUBLER.

Vu et permis d'imprimer,
Le vice-recteur de l'Académie de Paris,
A. MOURIER.

TABLE DES MATIÈRES

www.ingramcontent.com/pod-product-compliance
Ingram Content Group UK Ltd.
Pitfield, Milton Keynes, MK11 3LW, UK
UKHW022125190726
13855UKWH00003B/1039